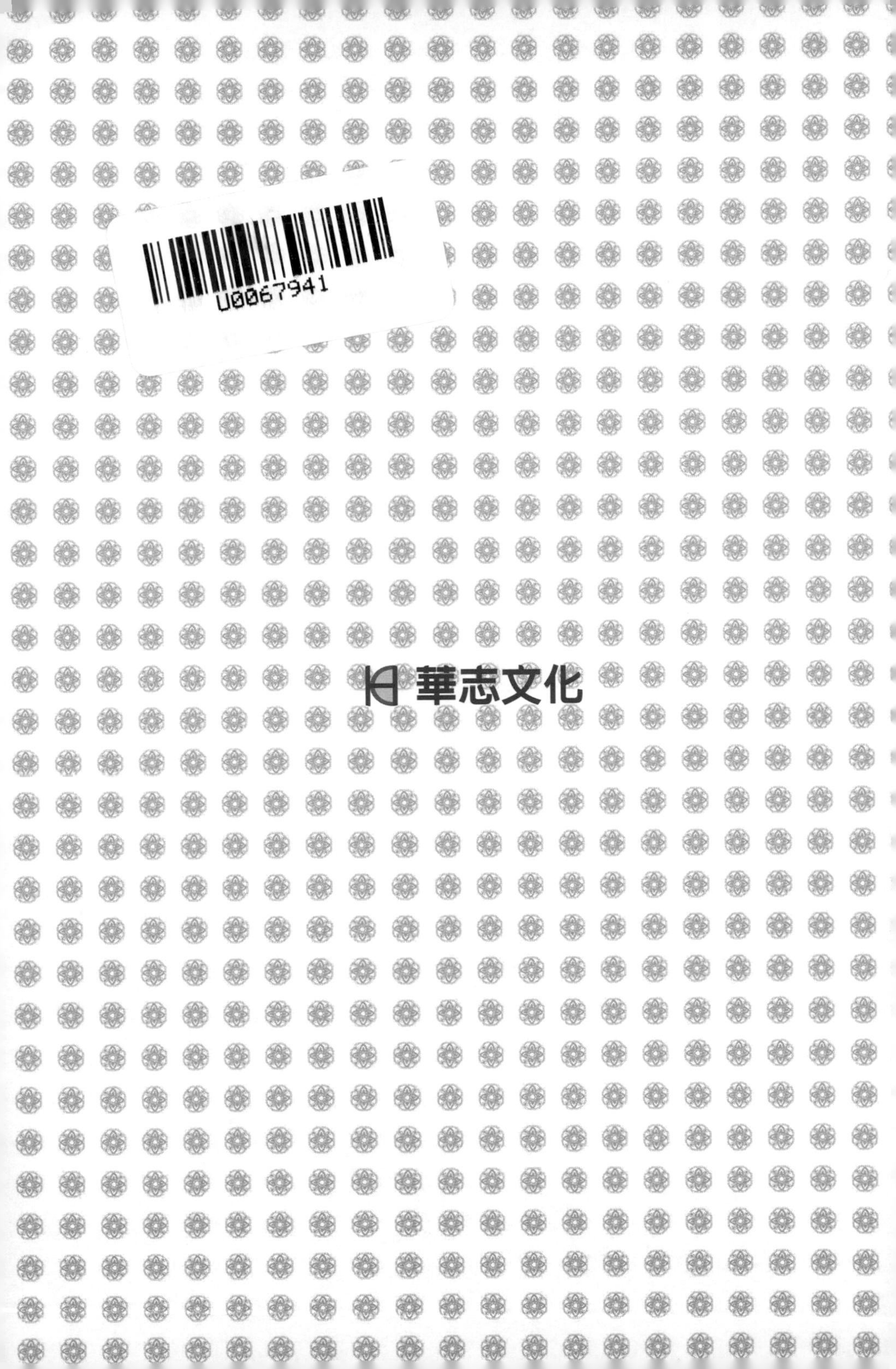
U0067941
華志文化

華志文化

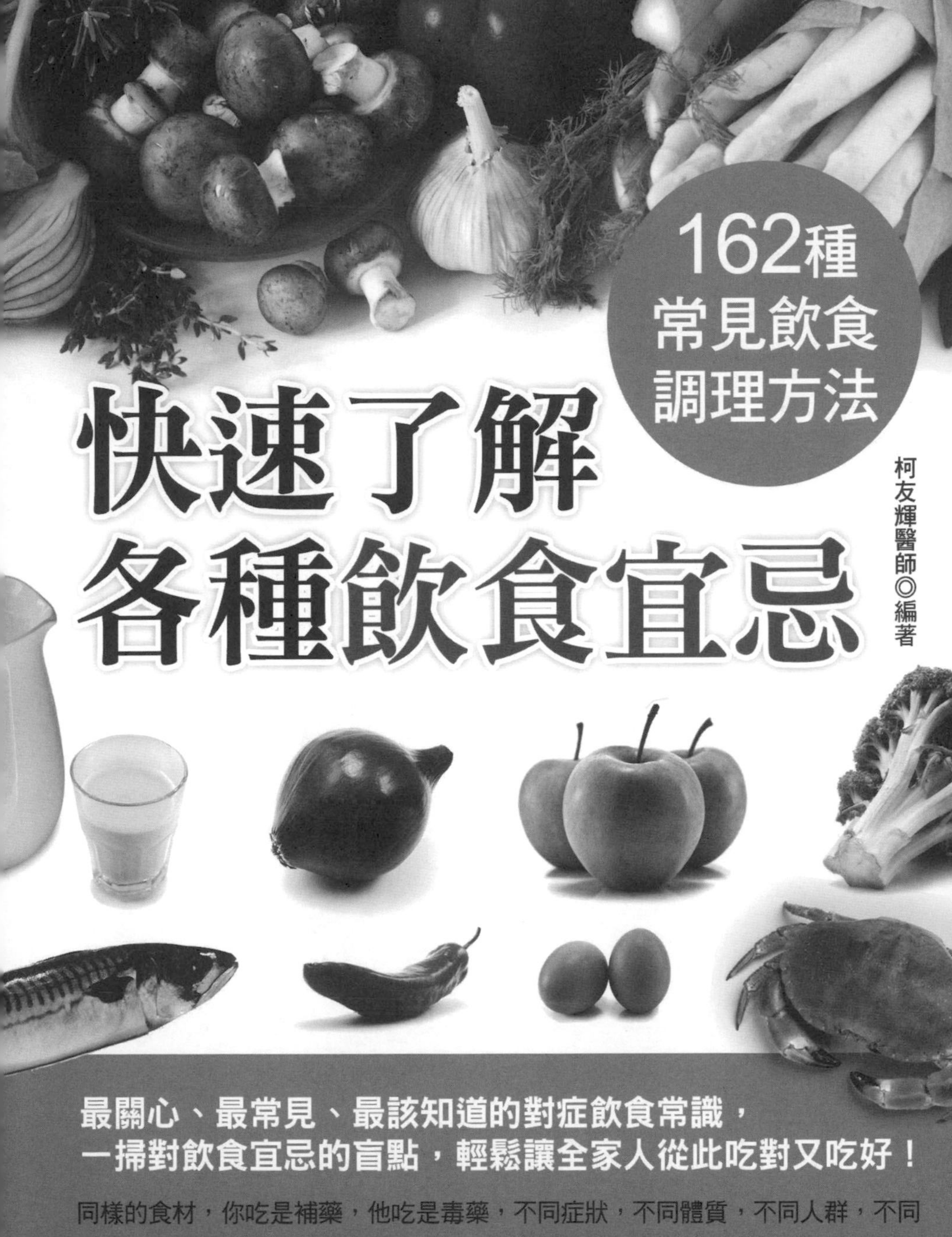

快速了解各種飲食宜忌

162種
常見飲食
調理方法

柯友輝醫師◎編著

最關心、最常見、最該知道的對症飲食常識，
一掃對飲食宜忌的盲點，輕鬆讓全家人從此吃對又吃好！

同樣的食材，你吃是補藥，他吃是毒藥，不同症狀，不同體質，不同人群，不同季節，各種常見病，飲食宜忌大不同。對症養生，飲食宜忌。補五臟、美容顏、延衰老、降三高、防治常見病，天下食物不求吃得貴，但求選對吃對！
吃好每天三餐飯，選對、吃對不生病。所有你想知道的搭配宜忌，這裡都有！

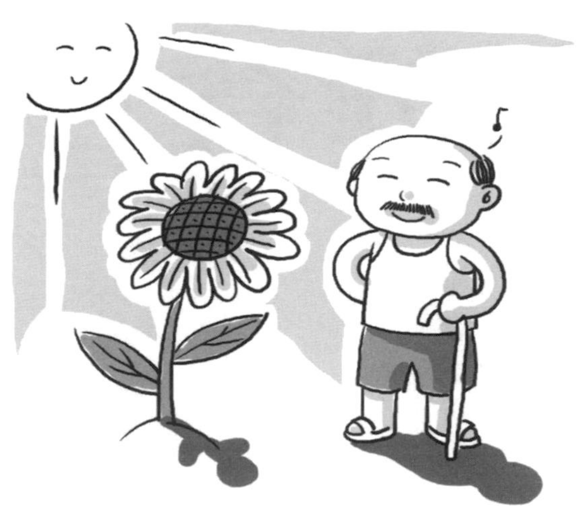

前言／快速了解各種飲食宜忌

許多人在日常飲食方面長期存在著某些偏見和盲點，更有一些人，由於純從個人的口味和愛好出發，缺少必要的指導，已經養成了很多不良的飲食習慣，從而在不知不覺中損害了自己的健康。

因此，對於現代家庭來說，學習一些飲食知識十分必要。特別是日常飲食中的宜忌，應該成為人人瞭解熟悉的常識。這對於提高自己和家人的生活品質無疑十分有益。

隨著物質條件的改善，人們已經告別了饑腸轆轆的生活，始追求更為健康科學的飲食觀念。從過去吃得飽、吃得好，轉變為提倡膳食平衡，講究科學飲食和營養搭配。

本書針對家庭日常飲食的實際，從食物的食用，食物間的搭配，食物間的相剋與不宜，食物的加工、儲存、烹調，日常飲食習慣，常見病症的飲食治療，不同人群的飲食宜忌，全方位地行詳細的闡述，從而將日常飲食起居寓於保健、治病之中，起到防治疾病、提高生活品質的作用。

瞭解食物的特性和飲食宜忌，掌握食物的科學搭配，糾正錯誤的飲食習

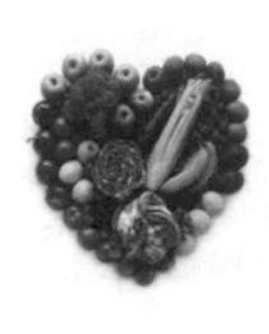

慣，讓家庭餐桌兼顧營養與美味，在吃出美味的同時，吃出一生的健康！運用通俗易懂的語言，將中醫關於飲食養生的保健原則以及宜忌理論行詳細的解讀，讓您領略到中醫傳統養生智慧。

本書科學生動，方便實用，是目前內容較為豐富的飲食宜忌讀本，不但符合家庭主婦們對日常飲食的科學要求，也非常符合人們對健康生活的目標追求，是您居家必備的飲食參謀和生活中不可缺少的好幫手。

飲食有講究，合理搭配更健康，食物有宜忌，營養調理更科學。一本教你會吃的書，一本自然，健康、貼近人們生活習慣的飲食寶典！

目錄

上篇：各種飲食宜忌

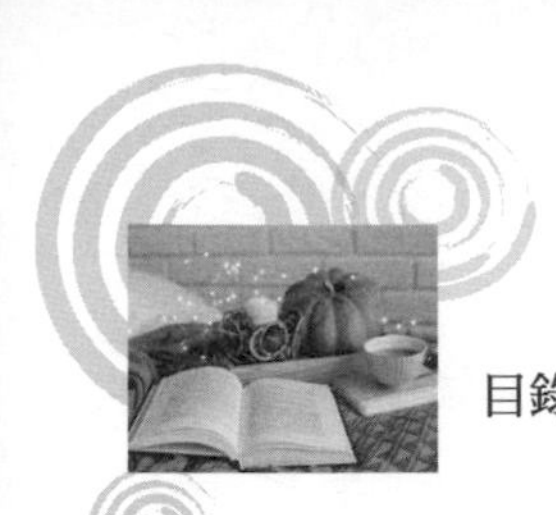

目錄

目錄

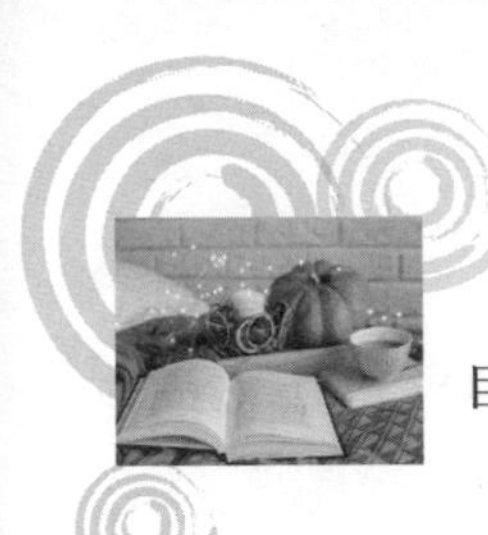

目錄

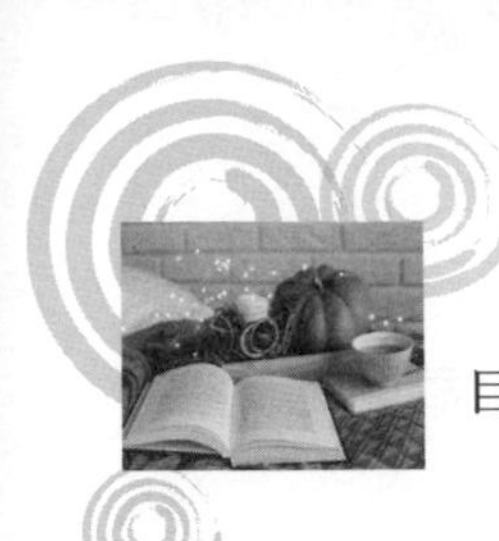

目錄

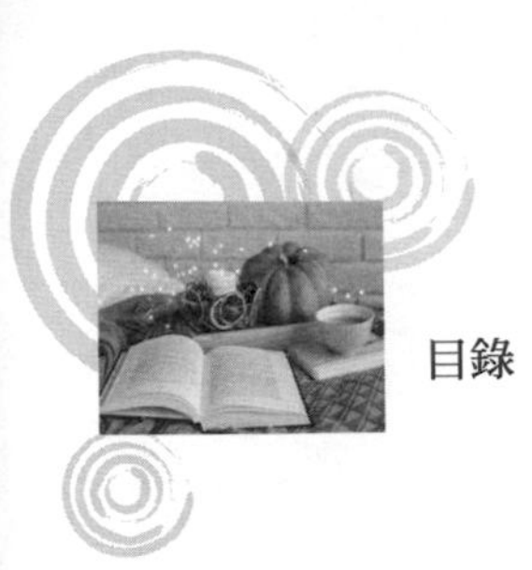

目錄

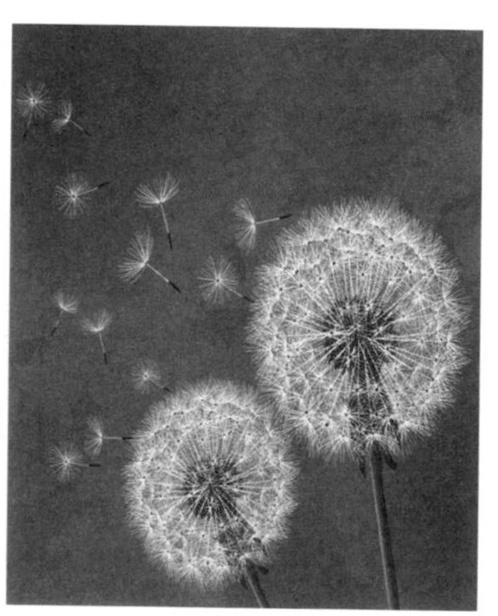

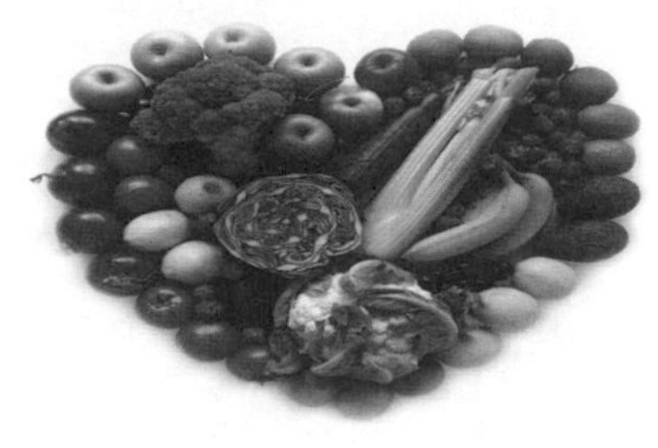

上篇：快速了解各種飲食宜忌

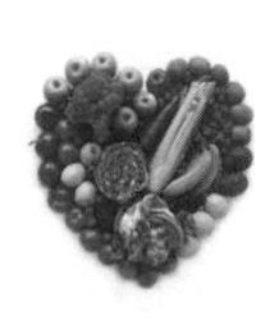

01 煮飯宜用開水

我們平時在煮飯的時候大都是用冷水，因為這樣既省事又方便，在煮飯的間隙還可以騰出手來做菜，兩不耽誤。你一定以為這個統籌兼顧的方法還不錯吧？

不過有些時候做事省力卻不一定就是好事，冷水煮飯正是這樣。米經過冷水浸泡後會大量吸水膨脹，使糊粉層的大部分營養物質溶於水中，隨著水溫升高和水分的蒸發，溶於水中的維生素B1會部分逸出，在鹼性的水中遇熱而被破壞掉。

另外，一些城鎮居民的飲水在淨化處理過程中大都加入了淨化劑和漂白粉，雖然它們對人體無害，並且還能產生殺死水中細菌的作用，但也能直接破壞分解掉維生素B1，這樣就導致了飯中營養成分的流失。

那麼，怎樣才能做到既能把「生米煮成熟飯」，而且又不至於「揀了芝麻丟了西瓜」呢？

耐心是必不可少的，方法更重要。做飯最好的辦法是將水煮沸以後再把米放進去，這樣米本身邊吸收水分邊被加熱，蛋白質遇熱凝固，使米粒完整不

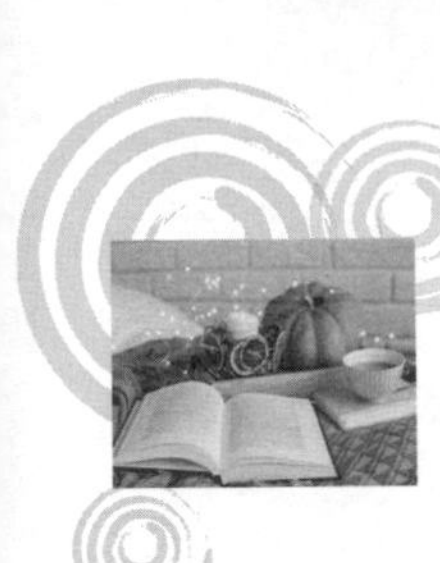

碎。部分澱粉糊化層逸出後溶於湯中，使飯有黏性。而且在水煮沸的過程中，部分凝聚的蛋白質可保護維生素B1，避免其大量溶於水。隨著加米後水鍋沸騰而改為小火，蒸氣減少，這樣做使維生素B1的保存量比用冷水加米煮出的飯高30%，而且煮出的飯口感也更好。

02 茶水煮飯好處多

茶葉有一股特殊的香味，這種香味來自於茶葉中的芳香物質，它能使飯香味撲鼻，讓人胃口大開。與此同時，飯中大量的澱粉抵消了茶葉的收斂性和苦澀，二者相得益彰。

並不一定非要用新米才能吃到清香撲鼻的飯，用茶水燒飯就可以獲得色、香、味俱佳的飯食。茶水燒飯還有去膩、潔口、化食和防治疾病的好處。據營養學家研究，常吃茶水煮的飯，可以防治多種疾病。

茶多酚是茶葉中的主要物質，約占水浸出物的70%至80%。科學實驗證明，茶多酚可以使微血管的韌性增強，防止微血管壁破裂而出血。此外，它還可以降低血膽固醇，抑制動脈粥樣硬化。中老年人常吃茶水飯，具有軟化

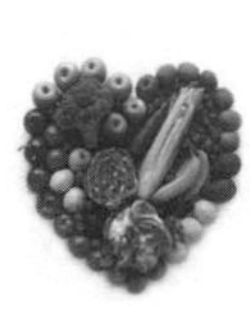

血管、降低血脂、防治心血管病的功效。

此外，茶多酚能阻斷亞硝胺在人體內的合成，胺和亞硝酸鹽是食物中廣泛存在的物質，它們在37℃和適當酸度下，非常容易生成能致癌的亞硝胺，而茶水煮飯可以有效地抑制亞硝胺的形成，從而達到防治消化道腫瘤的目的。

茶水中的單寧酸還具有預防中風的作用。

另外，茶葉中所含的氟化物，是牙齒本質中不可或缺的重要物質。少量的氟化物浸入牙組織，能增強牙齒的堅韌性和抗酸能力，防止齲齒發生。

茶水燒飯的方法很簡單：先將茶葉1～3克，用500～1000ＣＣ開水浸泡4～9分鐘，取一小塊潔淨的紗布，將茶水過濾去渣後待用（不宜用隔夜茶水）；將米洗淨，放入鍋中，然後把茶水倒入飯鍋中，使之高出米面3公分左右，煮熟即可食用。

03 飯宜雜吃

如果在飯中摻雜一些雜糧、蔬菜或藥食兩用的食物，飯的營養價值就會提高，而且還能產生預防和治療疾病的作用。

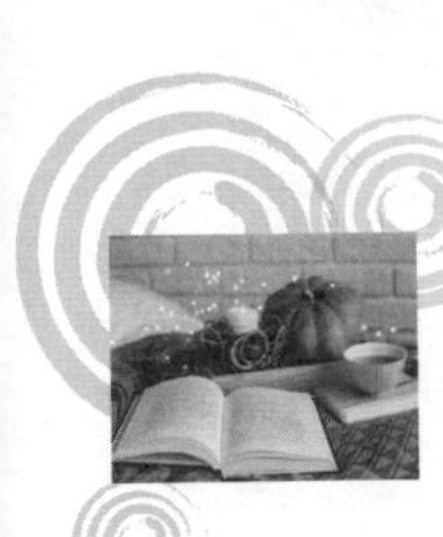

(1)綠豆飯

夏天解暑清涼的佳品。因綠豆性涼味甘，具有清熱祛暑、利水消腫、潤喉止渴、明目降壓等作用，可以預防和治療中暑引起的發熱、口渴、煩躁、小便不爽。

(2)薏米飯

適合脾胃虛弱、食欲不振、慢性腹瀉的人。因薏米蛋白質含量高達17%～18%（稻米為7%～8%），所含澱粉易溶於水，容易消化吸收。

(3)紅棗糯飯

養血補虛。棗中不但糖分含量高（66%），而且維生素C含量很豐富，維生素C在體內是阻止癌細胞生長的第一道防線。因此，經常服用有益健康。

(4)紅薯飯

紅薯營養豐富，有「補虛乏、益氣力、健脾胃、強腎虛之功」。紅薯中含有較多的澱粉和纖維素，人食以後，能在腸內大量吸收水分，增加糞便體積，不僅能預防便祕，減少腸癌發生，還有助於防治血液中膽固醇的形成，預防冠心病。

(5)燕麥飯

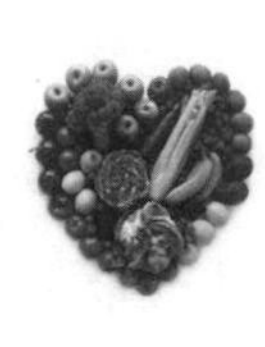

老年人的保健珍品。燕麥有降膽固醇、調甘油三酯和降低血液黏度的作用，燕麥含粗纖維較多，含不飽和脂肪酸也多，可以預防心腦血管疾病，對糖尿病人減肥、便祕者都有益。

(6)芋頭飯

適合於胃腸道疾病患者、結核病患者及老人、兒童食用。因芋頭質地細軟易消化，具有益胃寬腸通便、解毒散結的作用，因此，大便乾燥硬結及無名腫毒等症均可食用。但芋頭含澱粉較多，多食易脹氣，應注意適量。

04 米麵宜混吃

「自由基」是引起衰老的禍首。它可與遇到的一切分子發生反應，這些反應會給細胞組織造成極大的破壞，從而形成衰老過程。

醫務人員發現，一些致癌物質也是透過「自由基」讓人得上癌症的。腫瘤患者的「自由基」要比正常人的含量高出2～4倍。醫務人員曾為這些患者作抗「自由基」治療，患者的症狀都得到了改善。

由於麵粉中抗「自由基」的微量元素含量較多，所以，專家們提倡把米和

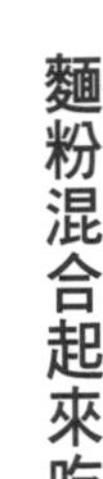

麵粉混合起來吃。

另外，在許多亞洲國家，居民都以稻米為主食，而這些國家裡的壯年男性的夜間死亡綜合症發病率很高。據研究，發生這一病症的原因可能與他們體內因單食稻米而缺乏維生素B1有關。

研究人員認為，當人體維生素B1不足時，脫羥酶活性下降，糖代謝發生障礙，丙酮酸不能進入檸檬酸循環，就會在體內貯留引起中毒；另外還可引起神經、消化系統變性，心臟衰竭。如果米麵混吃或注意不多次淘洗米，那麼就會增加維生素B1的攝入量。

05 吃餃子麵條時應喝湯

俗話說：肉爛在湯裡。由此可見，湯裡有很多的營養。不僅是肉湯，麵條湯和餃子湯同樣含有豐富的營養。

(1)是因為麵條在水中煮熟的製作過程中可有少量蛋白質和近一半的維生素B族流失在麵湯內

(2)是因為水餃湯中還溶解著餡心中可滲於水的部分營養素，如維生素

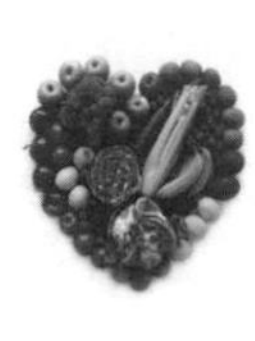

C、礦物質、鹽離子等。如此豐富的養分，如果倒掉的話是非常可惜的。只吃麵條和餃子，卻把麵條湯和餃子湯全部倒掉，這真有點「買櫝還珠」的味道。

吃麵條時，最好是在吃完麵條後再喝適量的麵條湯，補充部分已流失的維生素和蛋白質。還可以在製作麵條時加入蔬菜和肉作配滷，這樣就更加有營養了，可產生蛋白質的互補作用，增加麥粉蛋白質的價值。同樣，吃完餃子後，適量喝餃子湯可再利用已流失在湯中的部分營養素。這些湯可以說是食之有味，棄之可惜的好東西。

06 蔬菜洗好宜晾乾再炒

大多數人習慣炒菜前洗菜，其實在洗完晾乾再炒為好。當帶有水分的蔬菜放入熱油鍋中時，會使鍋內油溫急劇下降，從而延長了炒菜的時間，使維生素損耗增多。另外，部分食用油也會隨著水蒸氣大量揮發，使廚房內霧氣騰騰，增加空氣污染。

蔬菜洗好晾乾再炒，則可避免這些缺點，還能保持蔬菜的色澤，使味道更加鮮美。

07 蔬菜生吃好處多

新鮮的蔬菜在烹調時，其維生素、礦物質、各類生理活性物質以及某些抗癌因子等都會受到不同程度的破壞，只有在生吃時，它們才能更有效的接觸黏膜細胞，進而更好地發揮作用。

生吃蔬菜中的營養物質不僅遠遠超過了熟食，而且具有阻止上皮細胞發生惡變的作用，因此可阻斷致癌物質與宿主細胞的結合，產生積極的抗癌作用。蘿蔔纓、圓白菜、苦瓜、萵苣、洋蔥、茼蒿、芹菜等均是十分適宜生吃的蔬菜。

此外，由於蔬菜細胞之間結構疏鬆的特點，蔬菜的吸油性更強，生吃蔬菜，就可以更有效地控制油的食用量，同時也減少了糖、雞精粉等調味品的攝入量。

生吃蔬菜要注意的是，首先要挑選新鮮蔬菜，其次要清洗乾淨。

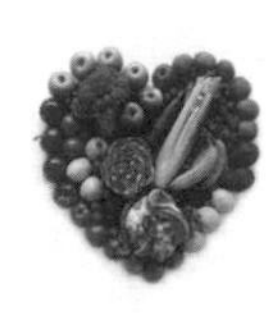

08 豆類要煮熟燒透

大豆營養豐富，是不可多得的優質食物，但是它也含有對人有害的成分，主要是胰蛋白酶抑制劑和血球凝集素。

胰蛋白酶抑制劑在大豆中有7～10種，其中有2種已經被分離出來。若大豆半生不熟時食用，常會引起噁心、嘔吐等症狀，嚴重時甚至危及生命。實驗證明，在用生大豆餵養動物時會導致動物生長遲緩，胰腺肥大。

血球凝集素，實質是一種糖蛋白，也是一種毒蛋白，屬於抗營養因子。大豆中至少有4種毒蛋白可使動物紅血球凝集，它對動物的毒性是削弱腸道吸收維生素、礦物質和其他營養素的能力。

但是，血球凝集素在加熱時（如100℃煮15分鐘）便會失去特異的生物性質，所以在熟食品中這種「毒蛋白」已經喪失了活性，不會對人體產生不利的影響。因此我們在吃大豆和毛豆等豆類食物時，務必煮熟燒透方可放心食用。

09 胡蘿蔔宜燉煮

胡蘿蔔是一種質脆味美、營養豐富的家常蔬菜，李時珍稱之為菜蔬之王。美國科學家的最新研究證實：每天吃兩根胡蘿蔔，可使血中膽固醇降低10％～20％；每天吃三根胡蘿蔔，對預防心臟疾病和腫瘤有奇效。

現在人們對胡蘿蔔的習慣吃法大多是生吃、切成絲和粉絲等涼拌後食用，或者是切成片同其他蔬菜炒食。殊不知，這都不符合營養原則。因為胡蘿蔔中的主要營養素β-胡蘿蔔素，存在於胡蘿蔔的細胞壁中，而細胞壁是由纖維素構成，人體無法直接消化。只有透過切碎、煮熟等方式，使其細胞壁破碎，β-胡蘿蔔素才能釋放出來，被人體所吸收利用。

＊正確合理的食用方法是：胡蘿蔔應烹煮後食用，要保持其營養的最佳烹調方法有兩點：

一、是將胡蘿蔔切成塊狀，加入調味品後，用足量的油炒。

二、是將胡蘿蔔切成塊狀，加入調味品後，與豬肉、牛肉、羊肉等一起用壓力鍋燉15～20分鐘。胡蘿蔔素容易被氧化，烹調時採用壓力鍋燉，可減少胡蘿蔔與空氣的接觸，胡蘿蔔素的保存率可高達97％。

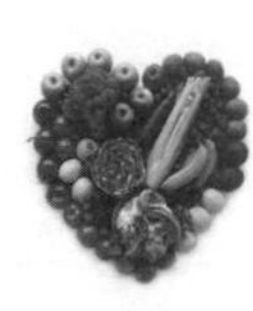

10 炒豆芽宜放醋

豆芽含水量高，在烹調時易出湯，經不起長時間加熱。放點醋可以使豆芽既斷生，又不出水軟化，因醋酸對蔬菜中的蛋白質有顯著的凝固作用，使豆芽增強脆度。

豆芽含有較豐富的維生素B1、B2及其他維生素，在烹調時，維生素易被氧化而遭到破壞。炒豆芽放醋，可以達到保護營養素的目的。

另外，豆芽中含有豆腥氣，放點醋可消除豆腥氣，且能使豆芽脆嫩。

11 香椿吃前要用開水燙

香椿的營養豐富，春季新枝嫩葉口感最好，味道也清香撲鼻。民間自古就有「食用香椿，不染雜病」之說。現代營養學研究發現，香椿有抗氧化作用，具有很強的抗癌效果。

香椿雖好，但食用它一定要避免亞硝酸鹽中毒。平均每公斤香椿中含有30毫克以上的亞硝酸鹽，老葉中更是高達54毫克，容易引發亞硝酸鹽中毒，甚

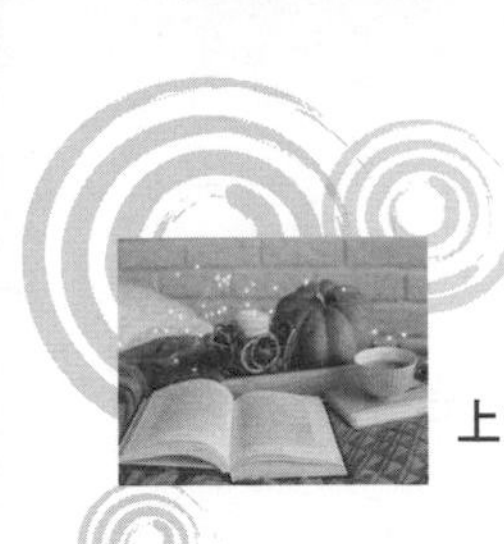

至誘發癌症。

試驗結果證實，用涼水洗過的香椿中，亞硝酸鹽含量為每公斤34毫克，而用開水燙後僅為每公斤4.4毫克。因此，香椿食用前，一定要先用開水燙一燙。

12 蘋果熟吃好處多

蘋果一般都生吃，因為生吃水果對於保護其水溶性維生素來說是最好的途徑。把蘋果煮熟了吃，一般人很少這樣做，但它確實有獨特的功效。

吃熟蘋果可防治嘴唇生熱瘡、牙齦發炎、舌裂等內熱現象。其方法是：將蘋果連皮切成六至八瓣，放入冷水鍋內煮，待水開後，將蘋果取出，連皮吃下。每天一次，每次一個，連吃7～10個可癒。此法還有潤腸通便的功效。

在民間利用熟蘋果治療腹瀉非常普遍。因為蘋果中富含的果膠是一種能夠溶於水的膳食纖維，不能被人體消化。果膠能在腸內吸附水分，使糞便變得柔軟而容易排出。另外，果膠還具有降低血漿膽固醇水準、刺激腸內益生菌群的生長、消炎和刺激免疫的機能。另外，熟蘋果所含的碘是香蕉的8倍，是橘子的13倍，因此熟蘋果也是防治大脖子病的最佳水果之一。

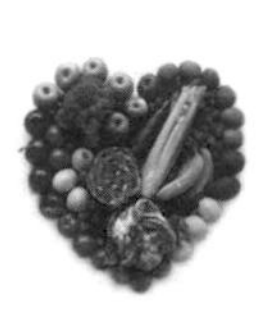

國外還有研究發現，蘋果加熱後，其所含的多酚類天然抗氧化物質含量會大幅增加。多酚不僅能夠降血糖、血脂、抑制自由基而抗氧化、抗炎殺菌，還能抑制血漿膽固醇升高。由此可見，熟吃蘋果大有益處。

13 吃鹹魚宜配青菜

吃鹹魚最好搭配青菜，尤其是要配上一些含有高維生素的蔬菜。因為鹹魚一般都是用粗鹽醃製而成的。粗鹽中含有硝酸鹽。由於硝酸鹽中的金球菌的作用，使其中的一部分還原為亞硝酸鹽。魚肉在長期的醃製和保存過程中，一部分魚肉蛋白會產生分解，釋放出一種叫仲胺的物質。這種物質在酸性環境下就會與鹽中的亞硝酸鹽發生化學反應，生成亞硝胺。亞硝胺是一種有致癌作用的物質，但它卻能與維生素C發生還原反應，消除對人體的不利因素。

而青菜中大多含有維生素C，特別是一些富含維C的青菜，更能抵消亞硝胺的作用。所以，吃鹹魚時一定要搭配一些富含維生素C的青菜。這樣，再品嘗鹹魚特有的風味時，就可以減少上述危害了。

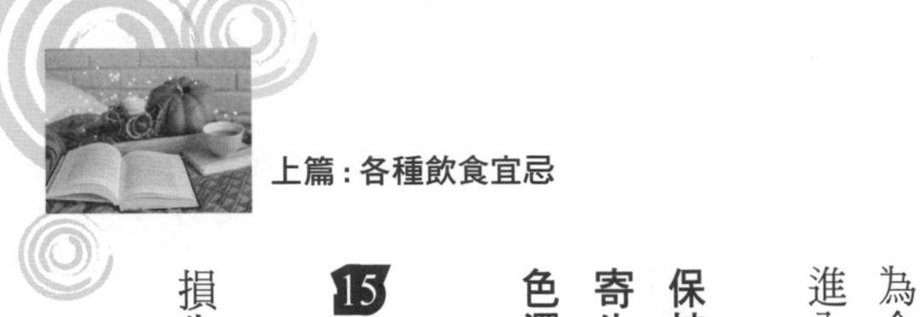

14 螃蟹宜蒸食

螃蟹味道鮮美，肉質細嫩。其烹製方法以蒸為佳。

螃蟹若煮食，蟹中腥味物質和可溶性營養成分會大量擴散到水中，失去蟹的鮮嫩和營養價值。尤其是海蟹，生活在海底，以小蝦和其他海洋微生物等為食，鰓中存有不少污泥、雜質、寄生蟲等，如用水煮，這些污染物會隨水進入腹腔，影響風味和衛生。

採取蒸法時，溫度比水煮高，因而熟得快，可縮短烹製時間，最大限度地保持了鮮蟹本味，食之口感鮮美，營養也豐富。同時，還可以殺死蟹體內的寄生蟲，減少蟹體內腸胃等對肌肉污染的機會，確保肉質潔淨，含水分少，色澤紅潤明亮，蟹體形完整。

15 肉類宜燜吃

肉類食物在烹調過程中，某些營養物質會遭到破壞。而不同的烹調方法損失的程度不一樣。損失最多的要數蛋白質，在炸的過程中損耗可達8％～

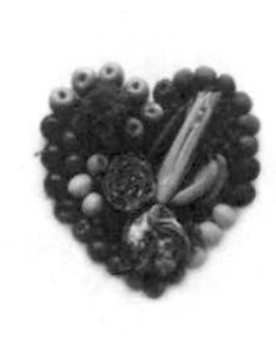

12%，煮和燜時損耗小些。

維生素B1在炸的過程中損失45%，煮時為42%，燜為30%；維生素B2在炸煮的過程中損失為18%，燜時為10%。

因此，在烹調過程中，燜損失營養最少，而煮要比炸好。另外，把肉切成肉泥與麵粉等做成肉丸子或肉餅子，其營養價值的損失要比直接和煮減少一半。

16 燒肉宜遲放鹽

有的人燒肉時習慣先放鹽，認為鹽浸透在肉中，菜的味道好。其實，先放鹽的效果並不好。因為鹽的主要成分是氯化鈉，而氯化鈉容易使蛋白質發生凝固。肉含豐富的蛋白質，烹調時過早放鹽，蛋白質就會隨之凝固。尤其是燒肉或燉肉，先放鹽往往使肉汁外滲，鹽分子進入肉中，肉塊體積縮小變硬，不容易燒酥，吃起來口味也差。所以，燒肉應該在即將煮熟時放鹽。

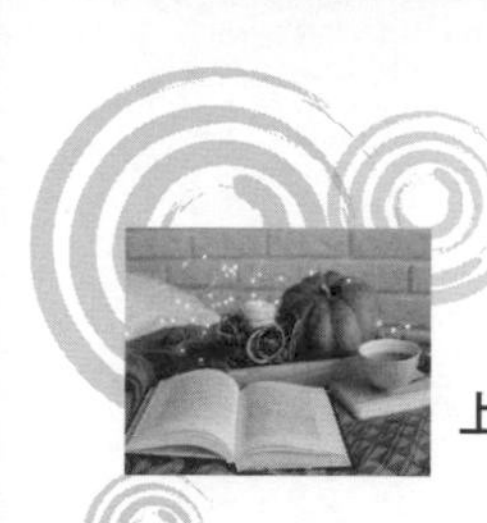

17 消暑敗火宜用綠茶啤酒

先用溫開水沏好一杯綠茶，待完全冷卻後，將其倒入啤酒杯中，使其占酒杯的1/3～1/2。然後將冷凍啤酒倒入酒杯，將其混合後成為一杯新型飲品。這種飲品口味清雅，營養豐富，消暑敗火。

18 寒冬啤酒宜溫飲

啤酒是夏令的清涼飲料，若飲用方法得當，也同樣適宜冬季飲用。但冬季啤酒不宜冷飲。飲前需將瓶裝啤酒放入30℃的熱水中浸溫，取出晃勻後方飲。這樣喝啤酒，既能暖胃驅寒，又能開胃健脾，滋補身體。

19 高粱酒宜燙熱喝

喝高粱酒先燙後飲對人體有益，因為高粱酒的主要成分是乙醇（酒精），除此還有醛。醛雖然不是高粱酒的主要成分，但對人體的損害要比酒精大得多，可是醛的沸點低，只有20℃左右。

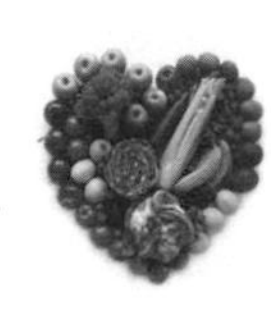

所以只要把酒燙熱一些，就可以使大部分醛揮發掉，這樣對人體的危害就會少一些。

20 女性宜喝葡萄酒

葡萄酒中含有較高的糖分和有機酸，喝起來爽口，不像高粱酒刺激性大，吸收得快。因此，有些人飲葡萄酒往往由於不能很好地掌握飲用量，飲用過量，以致產生後勁及醉酒之感。

其實，適量飲用葡萄酒無不良感覺。一般健康的女性，每次飲用100ＣＣ葡萄酒，不但會感到心曠神怡，而且有助於消化，興奮神經，潤膚滋色。

21 有抽菸者宜多吃富含維生素A的食物

抽菸對人的害處頗多，抽菸者尤其要注意養成正確的飲食習慣。抽菸者應多吃富含β－胡蘿蔔素和維生素A的食物。前者廣泛存在於蔬菜和水果等植物性食物中，後者存在於動物性食物中。

在這兩種營養成分中，β－胡蘿蔔素對抽菸者來說更應多多攝取。因為富

含β－胡蘿蔔素的鹼性食物能有效地抑制抽菸者的菸癮，對減少抽菸量和戒菸都有一定的作用。

含維生素A的食物主要有菠菜、豌豆苗、胡蘿蔔、苜蓿、紅心番薯、辣椒等。對於抽菸者來說，這些食物都可適當多吃。

22 喝牛奶宜選在晚上

一般人總認為早晨喝牛奶最佳，其實恰恰相反。早晨空腹喝牛奶，營養效益最低。這是因為空腹喝下去後，牛奶會很快經胃和小腸排進大腸，結果牛奶中的各種營養，來不及消化吸收就進入大腸，造成浪費。

根據科學原理，晚上喝牛奶效果最好。午夜後，人體血液中的鈣含量下降，叫做低血鈣狀態。為了滿足血液中的含鈣量的要求，肌體內部要實行調整，骨骼組織中有一部分鈣進入血液。天長日久，經常進行這種調整，骨骼就會脫鈣，造成骨質疏鬆，老年人更有骨折的危險。睡前喝牛奶，在午夜至清晨這段時間就可補充鈣，改變低血鈣狀態，避免從骨組織中調用鈣。

即使有人想早晨喝牛奶，也最好在早飯後一小時再喝，同時吃些含澱粉的

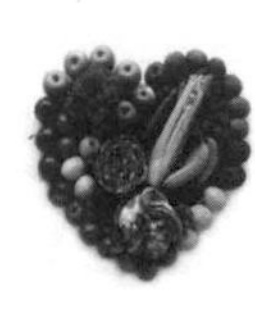

食物，或在奶中加些糖。

23 午飯宜喝優酪乳

優酪乳中含有大量的乳酸、醋酸等有機酸，它們不僅賦予了優酪乳清爽的酸味，還能幫助它形成細嫩的凝乳，從而抑制有害微生物的繁殖，使腸道的鹼性降低，酸性增加，促進胃腸蠕動和消化液的分泌。此外，隨著優酪乳的生產技術、生產工藝不斷進步，一些乳品大廠家已經將其優酪乳產品中的益生菌由2種增加到了4種，這種優酪乳的營養價值比同類產品有了明顯提高，其幫助消化、抑制有害菌的作用也得到了加強。

午餐時喝一杯優酪乳，對於那些吃完午餐就坐在電腦前不再活動，容易導致消化不良或脂肪累積的上班族來說，非常有益。同時，優酪乳中的酪氨酸對於緩解心理壓力過大、高度緊張和焦慮而引發的人體疲憊有很大的幫助。經過乳酸菌發酵，優酪乳中的蛋白質、肽、胺基酸等顆粒變得微小，游離酪氨酸的含量大大提高，吸收起來也更容易。午飯時或午飯後喝一杯優酪乳，可以讓上班族放鬆心情，在整個下午都精神抖擻，更有利於提高工作效率。

優酪乳還具有減輕輻射損傷、抑制輻射後淋巴細胞數目下降的作用。動物

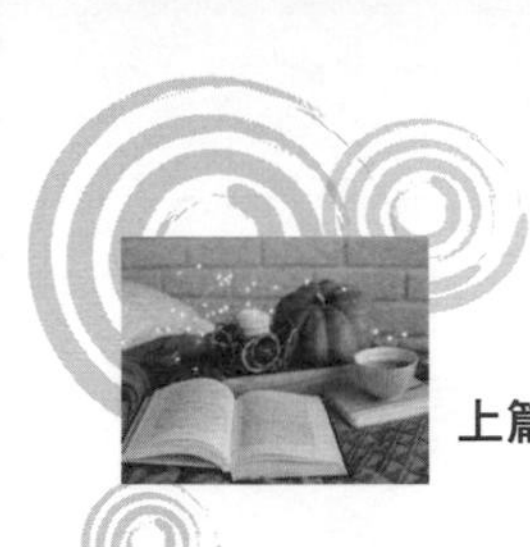

實驗證明，攝入優酪乳後的小鼠對輻射的耐受力增強，並減輕了輻射對免疫系統的損害。對於那些長時間面對電腦，每時每刻籠罩在電磁輻射中的上班族來說，利用午飯的時間喝一杯優酪乳，對健康非常有益。

24 喝豆漿宜忌

豆漿營養豐富，但在攝取時也應採用正確的方式，這樣才能充分發揮它的營養價值。這就要注意以下幾個問題。

(1)宜煮透

由於生豆漿中含胰蛋白酶抑制物，飲用後會引起噁心、嘔吐、腹瀉等不適症狀，因此，豆漿最好煮沸5分鐘後再飲用。

(2)忌沖雞蛋

雞蛋中黏液性蛋白和豆漿中的胰蛋白酶結合會大大降低豆漿的營養價值。

(3)忌加紅糖

紅糖裡的有機酸和豆漿中的蛋白結合，會產生變質的沉澱，飲用後不利於人體的健康。

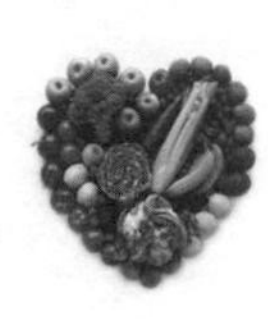

(4)忌喝過量

一次喝得過多，通常會導致消化不良。

(5)忌灌入保溫瓶

將豆漿灌入保溫瓶，不但會變質或破壞豆漿中的營養成分，而且會溶解保溫瓶中的水垢，這樣在飲用時就會連水垢一齊喝入，這對健康也是極為不利的。

25 喝茶宜忌

茶葉中除含有各種營養素外，還含有咖啡鹼，它具有興奮、利尿、強心、鬆弛平滑肌和幫助消化等作用。此外，茶葉還能消除電視微量輻射對人體的影響，並且可以解酒。不過，喝茶要注意以下幾點：

(1)應現沖現飲喝溫茶

因現沖現飲的茶營養豐富，茶味香美。不建議喝隔夜涼茶，因為時間放置太久，維生素就會喪失，而且茶中的糖、蛋白質還會成為細菌、黴菌繁殖的養料。

(2)泡茶水溫應為70℃～80℃

不要用煮沸的開水，更不可煮茶。因為水溫過高，不但會將茶中維生素C破壞掉，而且還可溶解出茶單寧。

(3)喝茶時間應適當

一般在早飯後或午睡後較合適，但是也不要在飯後立即喝茶。在飯前和睡前，不要再喝茶。

(4)茶應兼飲不偏食

因各種茶葉的種類和加工方法不同，營養價值也不盡相同，所以提倡兼飲各種茶。有人主張春秋喝花茶，夏天喝綠茶，冬天喝紅茶，這是一種較好的兼飲方法。

(5)不用茶水服藥

茶葉中含有咖啡鹼和鞣酸，用茶水送藥會使藥效降低，甚至產生負作用。

(6)應喝淡茶

在一般情況下，最好不要喝濃茶。長期喝濃茶，可減低對食物中鐵和維生素B1的吸收。過度喝濃茶，還會使人「茶醉」。

總之，茶葉中的營養物質和藥學成份的含量雖然比一般蔬菜及食品低，但

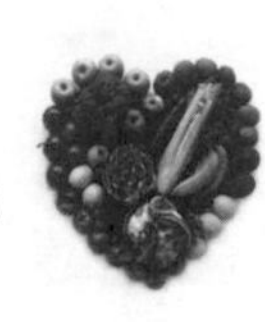

經常飲茶，也是一種增加營養或輔助治療的方法。

雖然飲茶有許多好處，但也不能忘卻貪茶的危害，過多地飲茶，入水量太多，會使心臟和腎臟的負擔加重；飯前、飯後大量飲茶也會使人興奮、失眠，對一些重症高血壓病、頻發心絞痛的冠心病病人、神經衰弱病人，都是沒有益處的。中老年人便祕較多，茶葉泡煮過久，會析出過多的鞣酸，不但對食欲產生影響，而且還會使便祕加重。所以，提倡中老年人飲茶，但應掌握「清淡為好，適量為佳，即泡即飲，飯後少飲，睡前不飲」的原則。

26 食用碘鹽的禁忌

碘遇熱會蒸發，因此，在需食用碘鹽的地區，人們除了照常控制食鹽用量外，更應講究使用方法。下面一些問題需要引起我們大家的注意：

(1)忌貯藏不當

商業、供銷部門對碘鹽必須做到原包貯存，切忌散缸裝，以防碘被揮發殆盡；家庭購用也忌敞口和散放，必須加蓋貯存，同時，為減少碘的損失，不要接近熱源。

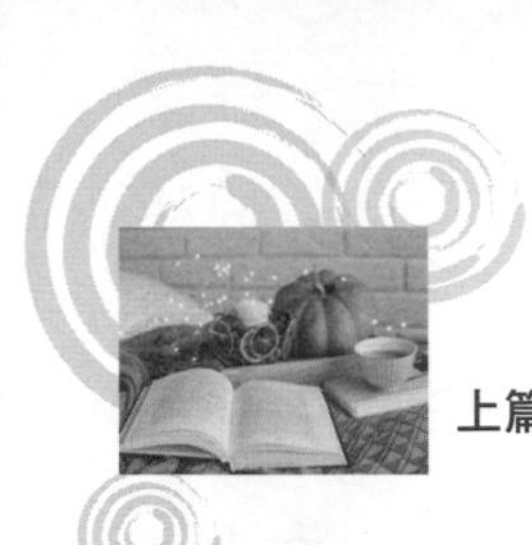

27 調味佐料不宜多放

(2)忌過早加鹽

在烹調過程中，對燜、煮、煨、燉時間較長的食物，即使用普通食鹽也需快熟爛時才放鹽。若過早地放鹽，會使豆類、肉類等食物難以酥爛。而使用碘鹽放得過早，除了有以上的一些問題以外，還會使碘大量丟失。

(3)忌先爆鍋

有些人在炒（煎）菜食時，喜歡把鹽放入熱油中爆一下。如果食用碘鹽也這樣爆鍋，不僅會損失大量的碘，而且還會使食油變焦，產生有毒物質，如環狀單聚體、二聚體或丙烯醛等，對人體的健康非常不利。

(4)忌反覆加熱菜餚

有不少人習慣於對隔餐、隔夜的菜餚，回鍋加熱後再吃，雖然這樣做為不浪費食物，但是使用碘鹽燒煮的菜餚，反覆回鍋是不可取的，因為在加熱回鍋過程中，碘會全部揮發掉。最好的辦法是每餐烹調菜餚的數量有計劃，應該要當餐吃完，餐餐烹製。

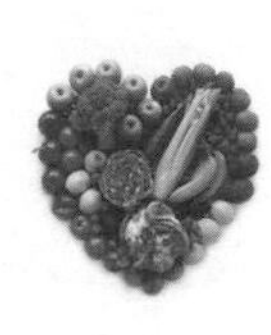

中國菜餚博大精深，僅從調味佐料來說，就有酸、甜、苦、辣、鹹等多種調味品。不同的烹飪佐料分別具有使菜餚增加美味、提高食欲、減少油膩、解毒殺菌、舒筋活血、保護維生素C、減少水溶性維生素的損失、維持體內滲透壓和血液酸鹼平衡、保持神經和肌肉對外界刺激的迅速反應能力以及調節生理和美容健身等不同功能。

用餐時，我們總是愛加醋、薑、蒜、蔥、辣椒等佐料，當這些調料使用適量時，能起殺菌、消脂、增進食欲、幫助消化等作用。但做菜過多加入佐料調味，則會給人體造成損害。

美國科學家的一項調查證實，胡椒、桂皮、白芷、丁香、小茴香、生薑等天然調味品有一定的誘變性和毒性，多吃可導致人體細胞畸變，形成癌症，還會給人帶來口乾、咽喉痛、精神不振、失眠等副作用，有時也會誘發高血壓、胃腸炎等多種病變，所以應該提倡不過多地使用調味料。

此外，調料過多會使食物的味道過於強烈，它們雖然在短時間內滿足了人們的口腹之欲，但長期下來對感覺器官造成了巨大的傷害，使人們漸漸無法享受到那些大自然中微妙的變化，同時強烈的刺激使得消化系統分泌更多的物質來中和這些不適合身體的強烈刺激，因而承受過多的壓力。

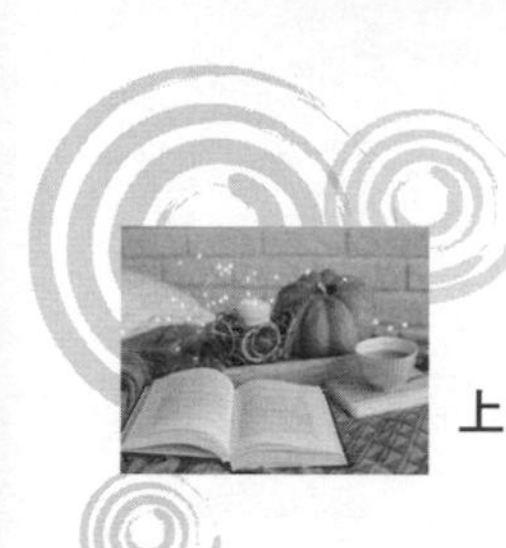

28 不可生食大豆油

生大豆油中含有苯和多環芳烴等對人體有害的物質，生食後，會使人出現頭痛、眩暈、食欲不振、睡眠不安等，經常食用生大豆油還可能引起中毒。

29 吃飯時不宜多說話

「食不言，睡不語」，這是我們長期生活實踐中得出的保健經驗，是符合健康科學的。可是有些人喜歡在吃飯時話家常，進餐時談笑風生，這是很不好的習慣。

食物的消化是個複雜的生理過程，由於各種食物各自的性狀（色、香、味）在口腔中能刺激感受器官，透過神經反射機制迅速引起各消化器官進入正常工作：口腔咀嚼、吞嚥，唾腺、胃腸分泌各種消化液，胃腸蠕動加快，使食物的消化活動順利進行。如果邊吃飯邊說話，就分散了注意力，使正常的神經反射活動受到抑制，食物不能很好地被消化。由於說話影響咀嚼和消

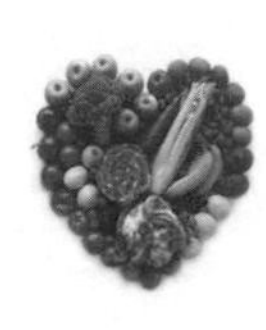

化液的分泌，食物沒嚼爛又未拌入足夠的消化液就被吞進胃裡，這必然增加胃的負擔，有礙身體健康。

另外，說話延長了吃飯時間，飯菜涼了對胃也是不良刺激。邊吃邊談可使口腔裡的病菌隨唾沫飛濺傳染他人。有的人談話過於興奮，忘乎所以，甚至哈哈大笑，這樣很容易把食物帶進氣管和肺臟，有造成吸入性肺炎和支氣管阻塞的危險。

進餐時偶爾說一兩句話，倒也無妨，還可以調節氣氛，但吃飯時過多地說，不停地說，則會損害身體健康。

30 飯前、飯後不宜飲水

飯前、飯後半小時和吃飯時都不宜喝水。有些人用乾饅頭做主食時，用水配著吃；有些人吃了脂肪多的食物時，總愛喝杯濃茶，以消解油膩；有些人在吃飯時總喜歡邊吃飯邊喝水。這些習慣都是不符合飲食衛生的。

吃飯時，人的胃腸等器官會條件反射地分泌消化液，如咀嚼食物時口腔分泌的唾液，胃分泌的含有胃酸、胃蛋白酶的消化液等，它們與食物碎末混合

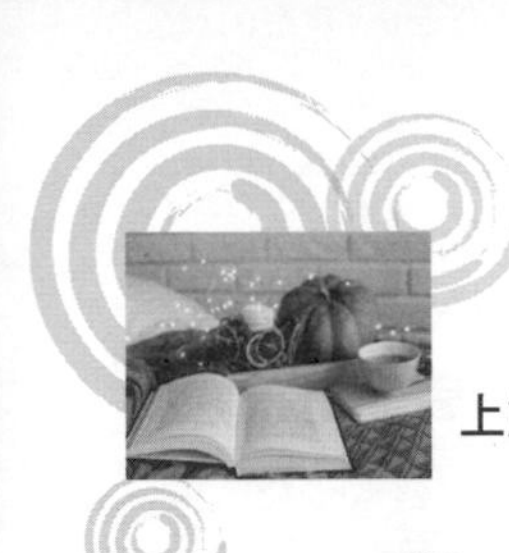

在一起，這樣，食物中的大部分營養就被消化成容易被人體吸收的物質了。

如果在吃飯前、吃飯時或飯後喝茶飲水，勢必沖淡、稀釋唾液和胃液，並減弱蛋白酶的活力，對消化吸收產生不利影響，時間長了會使身體健康狀況不良。如果在飯前口渴得厲害，可以少喝點開水或熱湯，休息片刻再進餐，這樣就不致影響胃的消化功能了。

31 新茶不足一月不宜飲用

新茶是指新採下來乾製後存放不足一個月的茶葉。不少人認為新茶的營養好，泡出的茶新鮮、清綠，葉色鮮活，味道醇香。但有研究證實：存放期少於一個月的新茶含有未經氧化的多酚類物質，可強烈刺激人的胃黏膜，引起腹脹、腹痛等症狀。所以，不宜飲用不足一個月的新茶。

32 喝菊花茶時不宜加冰糖

菊花不僅好看，而且採摘下來後還可製成保健茶。菊花茶有清肝明目，清

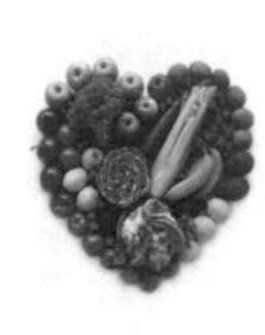

熱解毒的功效，對火旺、目澀、口乾，或由風、寒、濕引起的肢體疼痛、麻木等疾病均有一定療效。

《本草綱目》中對菊花茶的藥效有詳細的記載：性甘、味寒，具有散風熱、平肝明目之功效。《神農本草經》認為，白菊花茶能「主諸風頭眩、腫痛、目欲脫、皮膚死肌、惡風濕痹，久服利氣，輕身耐勞延年。」

泡飲菊花茶時，最好用透明的玻璃杯，每次放上四、五粒，再用沸水沖泡即可。如果飲用的人多，可用透明的茶壺，每次放一小把，然後再把沸水倒入杯中，等待2～3分鐘，再把茶水倒入數個玻璃杯中即可。如果加少許蜂蜜，口感會更好。

不過，最好不要飲用味苦的野菊花。有過敏體質的人如果想喝菊花茶，應先泡一兩朵試試，如果沒問題再多泡，但也不要飲用過量。此外，由於菊花性涼，體虛、脾虛、胃寒病者，容易腹瀉者不要喝。通常情況下，頭昏、嗓子疼、目赤腫痛、肝火旺以及血壓高的人最適合喝菊花茶。

喝菊花茶時，許多人為了增加口感，往往喜歡加上幾顆冰糖。雖然菊花茶加冰糖是可以的，但是對於患有糖尿病或血糖偏高的人，最好別加糖。此外，還有一些脾虛的人也不宜加糖，因為過甜的茶會導致口黏或口變酸、唾液多。

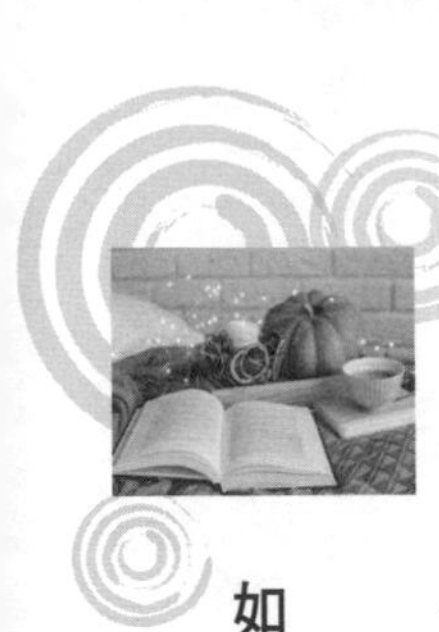

所以，不了解自己體質的人喝菊花茶時還是別加冰糖為好。

33 不要直接飲用自來水

有些人喜歡直接飲用自來水，特別是在夏季，天氣炎熱，出汗較多，易渴，有的人一渴就擰開自來水龍頭，咕咚咕咚大喝一通。他們認為自來水是經過過濾和消毒的，喝了不會影響健康。其實，這種作法和認識是不對的。

我們使用的自來水的確是經過一定的過濾和消毒的。一般通常利用漂白粉（含氯石灰）、漂白粉精和液態氯作為消毒劑對自來水進行消毒。但是，這樣並不能說明自來水就完全潔淨了。

有很多因素會影響消毒效果，例如，有些漂白粉（含氯石灰）放置時間過長或密封不好，使消毒效力下降；有的使用漂白粉（含氯石灰）的用量不足和作用時間不夠；水的渾濁程度過高，水中含有較多的有機物和無機物，懸浮物內包藏過多的細菌，使按比例投放的消毒劑不能把全部細菌消滅；氣溫過低，水的溫度變低，消毒效果隨之變差等等。

所以，自來水雖然經過了消毒和過濾，但其中仍留存有或多或少的細菌，如果不經高溫消毒就直接飲用，對身體健康是不利的。

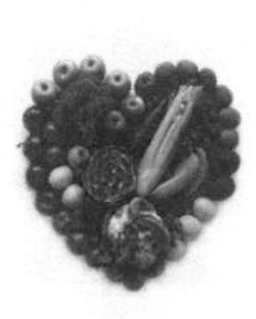

34 不要直接飲用泉水

有些人在旅遊中，看到一些山泉或地泉水清澈透明，以為它很清潔，是天然礦泉水，便直接喝起來了。這種作法是極不妥當的。

據衛生部門對泉水進行檢驗發現，這些泉水中的細菌總數及大腸桿菌數，都不同程度地超過了生活飲用水水質標準，污染相當嚴重。

直接飲用這些泉水，極易引起急性胃腸炎。因此，不宜隨便飲用生泉水。

35 不要直接飲用雪水

每到冬季，紛紛揚揚的雪花落滿大地，大地一片銀裝素裹，常使人們為之讚歎。更有些人，特別是青少年，看到雪白雪白的雪花，潔白無瑕，便不由自主地捧起雪花或捏成雪團大口大口地吃起來，也有的把雪化成水直接飲用。這些作法都是不妥當的。

雪是水蒸氣在天氣變冷時凝結而成的，雪花在形成過程中，既有大量的水分，也含有大氣中不少的煙粒、塵埃以及原來飄浮在空中的工業廢氣、汽車

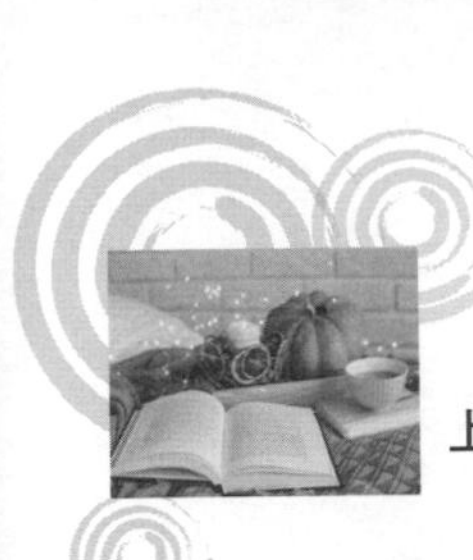

排氣中的有害物質。因此，雪雖然看起來潔白，但實際上很髒，含有多種危害人體健康的物質，不宜直接飲用。

36 礦泉水不宜多喝

礦泉水含有多種礦物質和游離的二氧化碳。如果把它當做健康水長期飲用，或一次喝得太多，將有損於自身的健康。例如，礦泉水中含有較多的礦物鹽，喝多了，礦物鹽對腎臟和膀胱有刺激作用，對慢性腎炎、高血壓及伴有浮腫的患者，可使病情加重。

最新研究證實，如果身體健康，體內不缺微量元素和礦物質，而一味大量喝礦泉水，不僅無益於健康，反而有害。飲礦泉水有好處，但不能長期飲用，更不能用礦泉水代替一切飲水。

37 純水不宜長期喝

所謂純水，是指採用現代技術，運用蒸餾法、離子交換法、電滲析法和逆

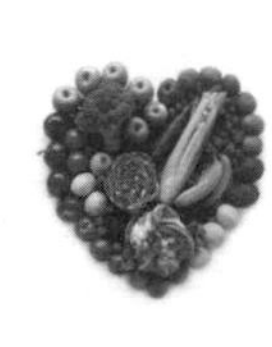

滲透法等，對自來水進行深加工處理，將水中有害雜質、細菌和有機物、礦物質等除去後所獲得的水。它的主要特徵是純淨，除水以外，不含任何成分。喝純水對身體有一定好處。

但是，如果把純水作為日常主要飲用水而經常喝，就會對人體健康造成不利的影響。

目前市場上銷售的純水，雖然除去了雜質，但同時也將鎂、鋅、鐵、碘、硒等人體所需要的微量元素一起除掉了。如果長期飲用純水，將會大大減少微量元素的攝入量。

再者，純淨水還有極強的溶解各種微量元素、化合物和各種營養素的能力，它會迅速溶解體內的這些物質，並排出體外，導致營養物質的流失。

當然，在特定環境中，比如外出旅遊時偶爾飲純水是可以的，但不可長期飲用，否則會導致人體微量元素流失，甚至引起疾病。

38 飲料不宜多喝

飲料不僅在價格上比白開水要貴上幾倍甚至幾十倍，而且更為主要的是飲

料中含有的糖或糖精及大量的電解質對人體有負面作用。

在人們常喝的飲料中，一杯大都含有6至7匙糖，營養學中稱之為「虛卡路里」，即一些毫無營養的熱量，它們在進入胃後與胃酸、酶及內容物產生生化反應，從而增加對胃的刺激影響、擾亂消化系統的功能，同時增加腎臟負擔，對腎功能產生影響。如果從飲料中攝取過多的虛卡路里，可能導致兒童無法正常進食，缺乏所需足夠的脂肪和蛋白質。

資料顯示，在偏愛碳酸飲料的青少年中，缺鈣的人占60%。而溫開水能提高臟器中乳酸脫氫酶的活性，有利於及時消除疲勞，煥發精神。白開水的確值得常飲用，因為它既經濟又實惠，更為重要的是有利於身體健康。

39 保溫瓶不宜裝牛奶

在許多家庭，尤其是在有新生兒的家庭中，為了新生兒半夜喝奶方便，乾脆把牛奶事先煮好後放在保溫瓶或保溫杯中，等到喝時牛奶也不會涼，省時省事。其實這樣做既不正確又不衛生。

因牛奶沸點較低，所以煮沸後的牛奶還保存著許多耐高溫的菌株和活性

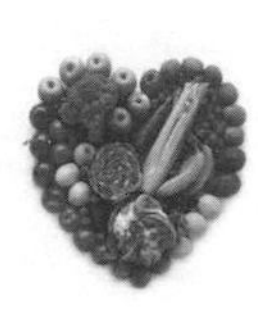

酶。這些物質在20℃～40℃的常溫中極其活躍，它們很快就會在牛奶中繁殖生衍。一般20分鐘就可繁殖一代。

它們的大量繁殖及不斷擴展的生物活動，一方面急劇地消耗著牛奶中的各種營養物質，另一方面促使其發生劇烈的化學變化，以致變質。保溫瓶中的牛奶三、四小時即可變質。這樣的牛奶對人體有害，特別是嬰幼兒，喝了變質奶會出現上吐下瀉等中毒症狀。

所以，牛奶應現喝現泡，不宜在濕熱的條件下存放。

40 牛奶不宜冰凍

牛奶中有三種不同性質的水分，其中游離水含量最多，呈游離狀態，不與其他物質結合，只起溶劑作用。當牛奶凍結時，游離水先結冰，牛奶由外向裡凍，裡面包著乾物質（蛋白質、脂肪、鈣等）。隨著冰凍時間延長，裡面乾物質含量相應增多，乾物質不結冰。解凍後，牛奶中的蛋白質易沉澱、凝固而變質。故牛奶不宜冰凍保存。

41 喝咖啡不宜加糖過多

在喝咖啡時，為了壓制咖啡的苦味，增強咖啡特有的香氣和口感，適當加點糖攪拌攪拌，這是合理的。但是，有的人加過多的糖在咖啡裡，這就不妥當了。

咖啡裡若放糖過多，人飲用後，會出現無精打采甚至感到十分疲倦的現象。這是因為喝了加糖過多的咖啡後，會反射性地刺激胰臟中的胰島細胞，分泌大量胰島素，過量的胰島素能降低血液中的葡萄糖含量。而一旦血糖過低，就會出現心悸、頭暈、肢體軟弱無力、嗜睡等症狀。

因此，喝咖啡時不可加糖過多。

42 飲酒時不宜食用的食物

(1)核桃

在飲酒尤其是飲用高粱酒的時候，不宜同時食用核桃。高粱酒屬熱性食物，而核桃富含蛋白質、脂肪和礦物元素，也屬熱性食物，如果同時食用這

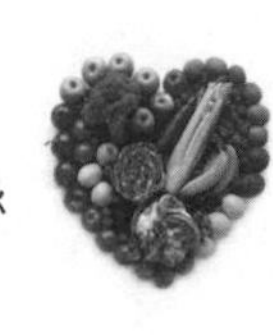

兩種食物，容易導致血熱，有咯血史的人更要禁止同時食用。

(2)海產

海產不宜與啤酒同吃，因為海產能刺激人體製造更多的尿酸，容易導致痛風，而且由於尿酸的不斷產生和不易排泄，病情極易加重。

(3)汽水

兩者同時飲用，會嚴重刺激胃黏膜，使胃酸和消化酶的分泌減少，從而導致急性胃腸炎、胃潰瘍等病的發生。兩者同飲還能引發及加重心血管疾病。

43 酒中不能加咖啡

有些人喜歡在酒後飲些咖啡。其實這種作法是錯誤的，酒與咖啡是不能同飲的。這是因為酒精能對人體內的一切細胞形成毒害作用。飲酒之後，酒精很快被消化系統吸收，接著便進入血液循環系統，於是便會影響胃腸、心臟、肝、腎、大腦和內分泌器官的功能，並導致體內物質代謝的紊亂，其中人的大腦是受害最嚴重的。

一個人每次飲用75～80ＣＣ的酒精便會發生中毒現象，飲用250～500ＣＣ

就會致死。咖啡的主要成份是咖啡因，適當飲用有提神、健胃和興奮的作用，但飲用過量也會發生中毒現象。如將酒精與咖啡混在一起同時飲用，就猶如火上加油，對大腦的傷害更為嚴重，並刺激血管擴張，加快血液循環，極大地增加心血管的負擔，所造成的危害大大超過單獨飲酒時的危害。

所以，不要在酒中加入咖啡，酒後也不宜馬上飲用咖啡。

44 不宜喝啤酒的3種情況

(1)患病期間不宜喝啤酒

胃炎患者不宜喝啤酒，因為啤酒會損害胃黏膜，引起腹部脹痛、食欲減退等症狀，從而加重胃炎的病情。

啤酒中的麥芽汁含有導致尿路結石的鈣、草酸等，患有尿路結石的病人飲用啤酒會加重病情。

肝炎病人也不宜飲用啤酒，因為酒精從飲用到排泄大致經過酒精——乙醛——醋酸——二氧化碳和水這幾個過程，而肝病患者由於受病情的影響，其將乙醛轉化為醋酸的能力大大降低，這樣乙醛就積聚在肝臟內，從而使肝病

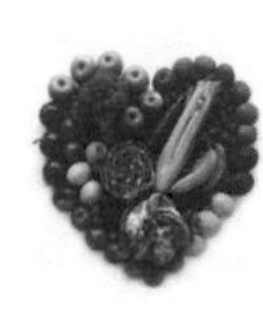

病情不斷加重。

(2)服藥期間不宜喝啤酒

啤酒與各種抗生素、降壓藥、抗糖尿病等藥物混合後，都能產生負作用。啤酒能增加人體的酸度，促使藥物在胃中迅速溶解，同時還能破壞血液吸收，這樣就使藥物的療效大大降低，甚至危害人體健康。

(3)運動以後不宜喝啤酒

運動或工作後的人不宜立即飲用啤酒，因為人體運動或活動後，血液中的尿酸濃度增加，而尿酸濃度的增加會阻礙尿酸的排泄，這樣一來，排不出去的尿酸就會在體內尤其是在關節部位沉積，從而引發關節炎和痛風病。

45 啤酒不宜喝得太多

啤酒有「液體麵包」的美稱。飲用啤酒既可消暑降溫，又能健胃利尿，還有軟化血管的功能。但過量飲用會適得其反，使血液中的體液增加，心臟負擔加重，所以長期飲啤酒的人，心臟比正常人大，而收縮力又比正常人弱，這種體積大、收縮力小的心臟，醫學上稱為「啤酒心」。過量飲啤酒會引起

酒精中毒，造成肝臟疾病。醫學家還發現嗜飲啤酒的人易患胰腺癌。

所以醫學營養學家指出，每人每天飲啤酒以不超過 1500CC 為宜。

46 酒量不能練

一些男性酒量不行，但為了不讓自己在酒桌上出醜，往往天天喝酒，說是為了練酒量。那麼，這種喝酒方式真能夠把酒量練出來嗎？

現代醫學科學證明，酒量大小不是後天所能練出來的，它主要是由遺傳因素決定的。

我們知道，酒的主要成分是酒精。飲酒後酒精由肝臟中的乙醇脫氫酶作用變成乙醛，乙醛再被乙醛脫氫酶催化成乙酸，最後生成二氧化碳和水。其中乙醛能引起面紅耳赤，心率加快，神經興奮。如果分解乙醛的脫氫酶少，則乙醛多，那麼酒量就不大。如果分解乙醛的脫氫酶多，則乙醛少，那麼酒量就大。

值得注意的是，乙醇脫氫酶和乙醛脫氫酶的活動性大小，不是透過硬練就能得到的，而恰恰是由遺傳因素決定的。硬練會威脅到自己的健康和生命，

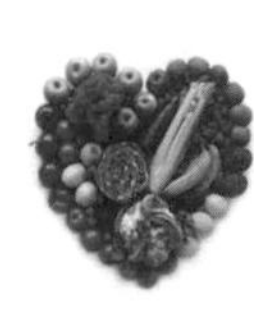

所以萬萬不可練習酒量。

47 酒後不能飲茶

茶是一種很好的飲料，一般人都愛喝，但需要注意的是，酒後盡量不要立即飲茶。

李時珍在《本草綱目》中對此作了明確的表述：酒後飲茶傷腎，腰腿墜重，膀胱冷痛，兼患痰飲水腫。

許多人由於缺乏醫學常識，酒後往往愛飲茶，想以之解除酒燥，化積消食，通調水道。結果不但沒有達到預期的效果，而且還損害了自己的健康。

為什麼會這樣？原因是酒精進入肝臟後，透過酶的作用分解為二氧化碳和水，經腎臟排出體外。而茶鹼有利尿作用，濃茶中茶鹼的含量較多，它會使尚未分解的乙醛（酒精在肝臟中先轉化為乙醛，再轉化為乙酸，乙酸又被分解為二氧化碳和水）過早地進入腎臟。而乙醛對腎臟的危害很大，易造成寒滯，導致小便頻濁、陽痿、睪丸有墜痛感和大便乾燥等病。

所以，為了自己的健康，酒後最好不要馬上飲茶，特別是不能飲濃茶。最

好進食瓜、果或飲果汁，既能醒酒，又能潤燥化食。

48 酒後不宜做劇烈運動

研究證實，酒後往往心跳加快，血壓增高，心臟負擔加重。如果進行運動，負擔就會更加沉重，對心臟造成損害。

此外，酒後運動，也會對大腦功能產生影響。因為大腦皮層對酒精極為敏感。酒後，大腦皮層出現短時間的興奮，表現為話多、激動與坐立不安，很快轉入較長時間的抑制，有反應遲鈍和想睡的表現。這時候大腦功能處於不穩定狀態，因而理智與判斷力、全身運動的平衡與協調均受到影響。同樣，眼、耳、四肢等的靈敏度與反應性也降低。如果在這種情況下勉強運動，強逼大腦皮層作過多活動，就會對大腦功能造成一定的損害。

49 夜間不宜飲酒

酒中含有許多有害物質，如甲醇、雜醇油、鉛等。這些物質進入人體後，

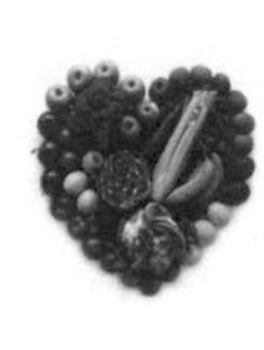

要靠肝臟的解毒功能，才能排出體外。白天人體新陳代謝較旺盛，酒中毒素相對容易被排泄（如汗液和尿中排出）。但夜晚飲酒入睡後，代謝減慢，肝解毒功能也相應減弱，有害物質容易積蓄，對健康極為不利。

因此，在夜間入睡前，切莫在餐桌上貪杯豪飲。

50 喝酒不宜吃重葷

喝美酒的同時往往會伴有大量的美味佳餚，這些美味大多是一些葷菜。肉類中豐富的麥酸鈉進入人體後分解為穀氨酸和酪氨酸，在腸道細菌的作用下轉化為對人體有毒有害的物質。因而容易導致美味綜合症，引起頭昏腦脹、心跳過速等。

同時，酒精對人體的毒害作用也會大大增強。長期如此，就會如人們所說的那樣，吃得越多壽命越短。因此，在飲酒時要避免大量吃葷，增加素菜量，方有益健康。

51 啤酒貯存禁忌

(1)啤酒不宜冰凍

啤酒的適宜貯存溫度，冬春為9℃～12℃，夏秋為5℃～10℃。溫度過低（如在0℃以下），不但起泡太少，而且酒中的蛋白質可與鞣酸結合，生成沉澱物，使啤酒出現「冷混濁」。

(2)啤酒不宜光照

啤酒中含有多種含硫化合物，如胱氨酸、胱甘肽等，這些物質在光照下會產生「光化作用」，生成奇臭的硫醇，嚴重破壞啤酒的品質。日光還能使啤酒中的某些營養素遭到破壞，尤其是維生素B群。

(3)啤酒不宜長時間貯存

啤酒的原料大麥和啤酒花都是活性很強的多酚物質，存久了極易與蛋白質化合，使啤酒混濁，所以啤酒忌久存。

52 不宜用高粱酒代替料理酒調味

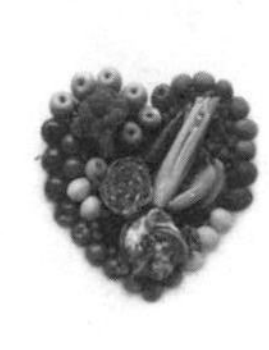

料理酒加熱後食用香氣濃郁，甘甜味美，風味醇厚，別具一格。它還含有胺基酸、糖、有機酸和多種維生素，營養豐富，是烹調中不可缺少的調味品之一。

料理酒中含有一定量的乙醇（酒精），乙醇的滲透性高，揮發性強。故用料理酒醃漬魚類等腥氣味較重的原料時，能迅速滲透到原料內部，對其他調味品的滲透有引導作用，從而可使菜餚的滋味融合，並產生去腥臭、除異味的作用。

烹製肉類及燉魚時加入適量的料理酒，其加熱後能與溶解的脂肪產生酯化作用，生成酯類等香味物質，使菜餚香氣四溢，增加菜的鮮味。

烹製綠葉蔬菜時加少許料理酒，能保護葉綠素，使成菜翠綠悅目，鮮豔美觀。

有些家庭在烹製菜餚時，若發現料理酒用完了，就用高粱酒代替，其實這樣做是不科學的。

因為高粱酒的乙醇含量比料理酒要高，一般在57%左右，且糖分、胺基酸的含量又很低，大大少於料理酒。若用高粱酒烹調，乙醇不易揮發，菜餚的本味容易被破壞，其他作用也不如料理酒。

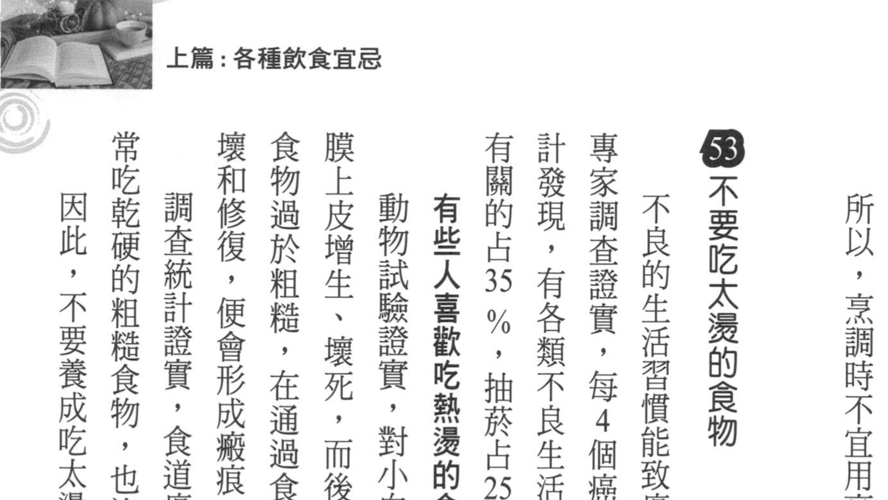

所以，烹調時不宜用高粱酒代替料理酒。

53 不要吃太燙的食物

不良的生活習慣能致癌。一九九九年2月，西班牙《論壇》雜誌報導，經專家調查證實，每4個癌症患者中有3個與不良生活習慣有關。有人透過統計發現，有各類不良生活習慣人群的癌症死亡人數中，與不良飲食習慣因素有關的占35％，抽菸占25％，飲酒占3％。

有些人喜歡吃熱燙的食物，這種人患食道癌的機會就多。

動物試驗證實，對小白鼠用75℃～80℃的熱水連續灌注25天後，其食道黏膜上皮增生、壞死，而後發生明顯的癌前期病變。有些地區的人，由於吃的食物過於粗糙，在通過食道時經常刺激或劃破食道上皮黏膜，多次的反覆破壞和修復，便會形成瘢痕，久而久之，在瘢痕的基礎上就會發生惡性病變。

調查統計證實，食道癌患者中有半數進食過快，有80％～90％的患者經常吃乾硬的粗糙食物，也沒有細嚼慢嚥的習慣。

因此，不要養成吃太燙太硬食物的習慣。凡習慣於吃燙、硬食物的人，近

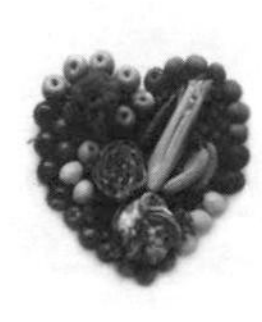

期內有吃食物哽噎感和滯留感或胸骨後、上腹部疼痛者，應去醫院進行檢查。

54 謹慎食用藥膳火鍋

在當今這個時代，火鍋已經越來越受到人們的喜愛，並且很多人對加入補藥的火鍋產生了濃厚的興趣。

但是需要注意的是，不是加入中藥越多的火鍋越對人有利，應該謹慎食用加藥火鍋。

醫學專家認為，火鍋是一種食用方便且營養豐富的傳統食品，深受食客歡迎。目前一些火鍋的湯料中被添加了中草藥，甚至超過了20味。沒有經過科學論證而加入火鍋的中草藥有很多，不少火鍋的經營者在選擇所加入的中草藥時並沒有按照國家標準去做，同時也不向消費者明示其中中草藥的成分和藥理作用，這就不可避免遇到食用者中有禁忌症者，從而使之產生食源性疾患。

另外，還需要注意的是，喝長時間煮沸的火鍋湯也是無益於人體健康的。這是因為經過長時間煮沸的火鍋湯雖然味道鮮美，但是其中的鹽類成分會不

斷濃縮，這其中也包括對人體有害的亞硝酸鹽類。

另外，湯水中一些固有的金屬離子及鹽類會絡合食物中的蛋白質產生大分子的絡合物，即使喝到體內，也難以被人體吸收。

55 不宜濫服補品

現代都市人為了保健康、尋長壽，視補品為「仙丹」。吃補品的人越來越多，「仙丹」的種類也越來越多，雞精、燕窩、腦黃金等等充斥市場。

醫學營養專家一直強調，每一個人健康或長壽與否，決定於身體有無疾病和平常的身體鍛鍊以及飲食等因素。既然有病，當然不是保健品所能及，一定要以治療為主，飲食營養為輔，體質弱者更應該加強鍛鍊，適當增加飲食和營養。

所謂的營養品、滋補品，只是對於確有營養缺乏或代謝障礙所引起的各種疾病和體質虧虛者才有實用價值。

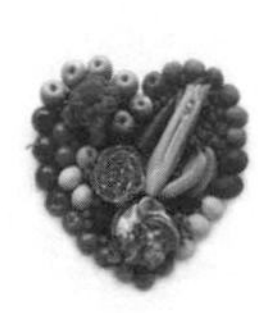

56 速食麵（泡麵）不宜常吃

速食麵以其食用方便而深受人們的喜愛，無論是乘車旅行，還是簡便午餐，速食麵處處給人以方便。但有的人經常大量食用，這就不恰當了。油炸速食麵作為普及的大眾食品，在營養方面有其局限性，長期食用會發生營養不足。科學調查分析證實，長期吃速食麵者有60％的人營養不良，54％的人患缺鐵性貧血，20％的人缺乏維生素B2，23％的人缺乏維生素A，20％的人缺鋅。食用速食麵有時還會帶來麻煩。

日本曾發生過一起轟動全國的食物中毒事件，受害者達數十人。經調查證實，中毒原因是受害者食用的油炸速食麵在高溫下存放過久，並經過強烈的日光下曝曬，其中的油脂氧化變質，產生了有毒物質。

科學研究證實，油脂與空氣中的氧起化學反應，會生成過氧化物和環氧化物等多種有害物質。在高溫存放和陽光紫外線照射下，混入水分和其他雜質時，油脂的氧化反應會迅速進行，油脂氧化物進一步分解成具有毒性的醛類和酮類化合物。人們食用這些氧化了的油炸速食麵，就會中毒。

另外，速食麵的包裝袋封閉不嚴、破裂或受潮，便容易發黴、變質和被蟲

蛀。如果貯存或運輸不當，速食麵也可被致病菌、有毒物污染，人們進食這種速食麵就會損害健康。因此，速食麵應隨吃隨買，存放時間不宜過長，如有「怪味」即不能食用。

特別要注意的是，速食麵不宜長期食用，尤其是消化功能不良的老年人和正在生長發育的兒童，要提防久吃引起營養不良。如果因特殊情況需較長時間食用速食麵者，應注意補充優質蛋白質，如瘦肉、鮮蛋、水產品、海鮮、動物內臟等富含蛋白質及維生素和微量元素的食物。

另外，還要注意食用新鮮蔬菜和水果，以補充足夠的維生素和植物纖維素。特別應注意飲食營養搭配，不要只吃速食麵，以糾正偏嗜的習慣，使生活中既能享受速食麵的「方便」，又能得到豐富的營養。

57 烤羊肉串不宜多吃

調查證實，烤羊肉串中含有3，4-苯並芘。這種化合物隨食物進入胃後，與胃黏膜接觸，構成了胃癌發病的危險因素。有人將3，4-苯並芘注入動物皮層，結果引起了皮膚癌，注入肌肉則引起肉瘤；給小鼠灌胃，劑量僅為10

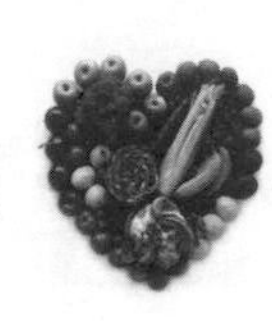

毫克，85％的小鼠發生胃癌。有人用煙燻的羊肉飼養大鼠，45隻中有5隻出現惡性腫瘤。燻烤肉食時，由於木炭、煤炭、鋁末等材料燃燒不完全，產生大量多環芳香烴，使食物遭受污染，有時食物中3，4-苯並芘的含量可達到2.6～11.2微克／公斤。據抽樣測定，一串烤羊肉串中可含3，4-苯並芘1～4微克。3，4-苯並芘進入人體後在氧化酶的作用下，轉化為前多環芳香烴環氧化物，可和人體細胞內的去氧核糖核酸、核糖核酸、蛋白質結合，使正常細胞失常而癌變。

因此，為了減少3，4-苯並芘這種致癌物質的攝入，我們應當少吃煙燻火烤的食物，少吃或不吃街頭攤販出售的烤羊肉串，以避免這些致癌物質在體內各組織系統內慢性累積，逐漸釀成癌症的惡果。

58 餅乾不宜多吃

餅乾類食品（不含低溫烘烤和全麥餅乾）是人們早餐和旅遊的常備食品，很多人還喜歡選擇餅乾作為零食或點心。調查顯示，目前，每人平均年消費餅乾量為1公斤左右，而在發達國家，餅乾的每人平均年消費量為25～35公

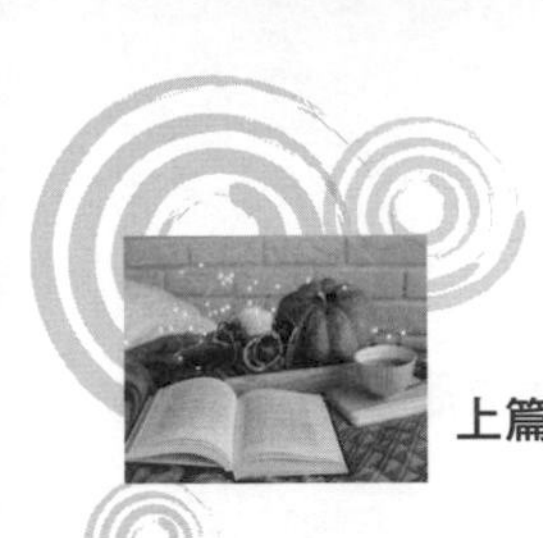

斤，中等發達國家也有12～18公斤。

二〇〇四年世界衛生組織將餅乾類食品（不包括低溫烘烤和全麥餅乾）劃入了世界十大「垃圾食品」之列。雖然餅乾類食種類類繁多，口感酥脆香甜，但小小的餅乾卻蘊藏了高熱量，它在給人們帶來方便的同時，也對人們的健康帶來一定的危害。

(1)糖分過高引發維生素攝入不足，免疫功能下降

長期食用含糖量高的食物會使人的壽命明顯縮短。世界衛生組織曾調查了23個國家人口死亡的原因，結果顯示：多吃糖比抽菸的危害還大。餅乾裡含有大量糖分。營養學家推薦，糖分攝入量為每天不超過100克，但是，對於一些喜歡吃餅乾、零食、飲料的孩子和年輕女性來說，每天攝入100克以上的糖分是一件很平常的事情。

經常食用多糖分餅乾的後果是：因為攝入能量太多而產生飽腹感，同時餅乾中的糖分在體內的代謝需要消耗多種維生素和礦物質，因此會影響人體對其他富含蛋白質、維生素、礦物質和膳食纖維食品的攝入，造成維生素缺乏、缺鈣、缺鉀等營養問題。長此以往，會導致營養缺乏、發育障礙、肥胖等疾病。

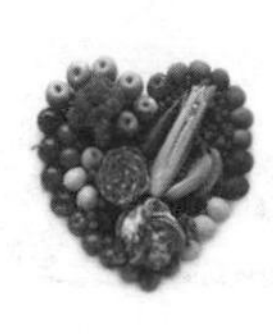

此外，日本營養學家認為，兒童吃甜食過多是造成骨折率上升的重要原因；美國營養學家也指出，愛吃甜食的孩子骨折率較高。

營養調查還發現，多吃甜食會使人體血液趨向酸性，不利於血液循環，並會減弱免疫系統的防禦功能。長期大量食用糖分含量高的食品會使胰島素分泌過多、碳水化合物和脂肪代謝紊亂，引起人體內分泌失調，進而引發多種慢性疾病，如心腦血管疾病、糖尿病、肥胖症、老年性白內障、齲齒、近視、佝僂病等。

(2)反式脂肪酸的危害

我們為餅乾的味美香酥、甜而不膩而讚不絕口，那麼你知道餅乾為什麼會如此美味嗎？

這是因為餅乾在製作過程中使用了一種叫做反式脂肪酸的油脂，這種油脂俗稱「人造脂肪」。

雖然衛生單位已訂反式脂肪酸制訂相關的含量標準，但是，反式脂肪酸對人體的危害卻是不可忽視的。

研究證實，反式脂肪酸不僅影響人體免疫系統，還會增加血液黏稠度和凝聚力，形成血栓；同時，它也會提高人體血液中低密度膽固醇 LDL（即「壞

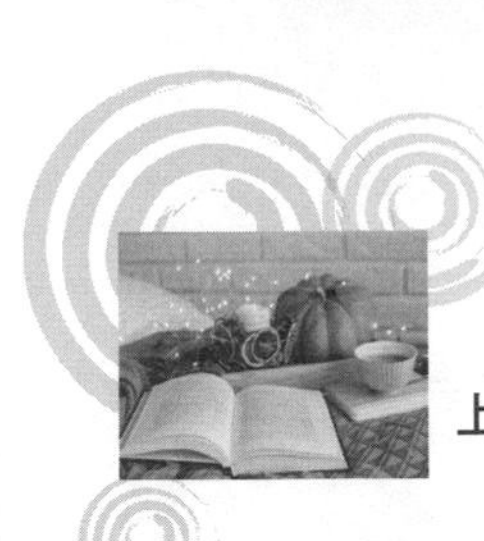

膽固醇」）的含量，降低高密度膽固醇HDL（即「好膽固醇」）的含量，這樣，就大大增加了動脈硬化和Ⅱ型糖尿病的發生機率。

對嬰幼兒來說，反式脂肪酸還會影響他們的生長發育，並對中樞神經系統發育產生不良影響。

在購買食品時，如果你看到包裝上的說明中，配料表上寫著「植物奶精」、「植脂末」、「起酥油」、「麥淇淋」、「氫化植物油」、「植物奶油」等字樣，都意味著產品的美好口感來自人造脂肪，產品中含有反式脂肪酸，購買時就要慎重考慮了。

(3)高溫加工產生致癌物質

科學研究已經證實，飲用水中若含有高濃度的丙烯醯胺，可以破壞人體的神經系統，並導致陽痿、癱瘓和各種癌症。而化驗證實：1公斤餅乾中丙烯醯胺的含量為280微克，約為世界衛生組織對飲用水規定標準的300倍。

59 不宜常吃微波食品

一些人為了圖方便，經常食用微波爐烹調的食品，這樣對身體無益。

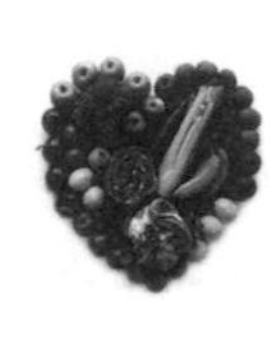

微波爐是靠磁控管振盪產生微波，輻射到食物上，食物中所含水分以每秒24億次的速度來回磨擦產生熱量來烹飪食物。如果微波發射不均，便會造成食物夾生，細菌不能被有效殺死。蔬菜經過微波爐加熱後，大部分維生素會喪失。

另外，微波食品的營養過於單一，長期食用容易造成營養不良。

雖然微波爐使用起來十分便利，但由它烹飪出來的食物畢竟沒有一般烹飪方法做出來的食物口感好，而且微波烹飪的食物營養損失也比較大。因此，微波食品還是少吃為好。

60 不宜常食砂鍋菜

砂鍋燉菜餚，由於加熱時間長，動物性食物原料中的蛋白質降解，水的化解能力減弱，凝膠液體大量析出，使其韌性增加，食用時味道差，對人體的消化吸收不利。並且，用砂鍋燉製的菜餚，原料中營養素的平均損失率較高。

另外，用砂鍋燉製菜餚，密封性較嚴，原料中異味物質難以逸出，部分戊酸、戊醛及低脂肪酸還留存於原料及湯汁中，其在熱反應中生成的物質對人

體有害。

並且，砂鍋製品大都經塗釉料燒結，其中鉛、砷等有害物質會因反覆加熱解析，長石、石英等無機物也會脫溢，如長期少量食用，也會在體內引起慢性中毒。因此，不宜經常食用砂鍋菜。

61 不宜常吃海鮮

以往傳統認為「甲狀腺功能亢進症」是由於缺碘所引起的，但現代醫學發現，攝入碘過量也會導致「甲狀腺功能亢進症」的發生。

近些年沿海地區甲狀腺功能亢進症病人的增多就是證明。隨著沿海地區生活水準的不斷提高，人們進食魚蝦蟹等海鮮逐漸增多，甚至一些較為稀有的深海魚類也上了普通人的餐桌；與此同時，海蜇、海帶等副產品都被做成各式的涼拌菜餚添進菜譜。這些海產品中所含的碘量和日常食用的碘鹽中所含的碘量超出了我們身體對碘的基本需求。這些過剩的碘長時間影響甲狀腺的正常工作，就會出現「甲狀腺功能亢進症」。

因此，要注意調節日常的飲食結構，避免長時間大量進食海產品。

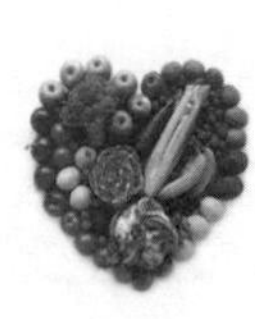

62 不宜常吃鹹魚

在沿海地區的群眾，常有吃鹹魚的習慣。殊不知，鹹魚是不宜常吃的。

這是因為鹹魚是由生魚用海鹽醃製而成的。海鹽的主要成分雖是氯化鈉，但其中也含有少量的硝酸鈉和亞硝酸鈉。在醃製成魚的過程中，海鹽中的亞硝酸鈉極易與生魚體中的胺長期接觸而發生化學反應，使魚體內產生大量二甲基亞硝酸鹽。這種物質進入人體後，極易被代謝轉化為二甲基亞硝酸胺。二甲基亞硝酸胺具有極強的致癌性，食用過多極易罹患鼻咽癌。

調查資料顯示，常吃、多吃鹹魚的人，鼻咽癌的發病率比一般人要高30～40倍，尤其是對小孩的毒害作用更大。

因此，鹹魚不可經常食用。

63 油炸食品不宜多吃

油炸食品豐富多彩，色、香、味俱佳，深受人們喜愛。但經常食用油炸食品對健康會造成極大的危害。

(1)導致肥胖，是心血管疾病的元兇

油炸食品熱量高，含有較高的油脂和氧化物質，經常食用易導致肥胖，是導致高血脂症和冠心病的最危險食品。

很多人常吃速食，但大多數速食中的營養素含量並不完全，其中油脂、膽固醇和油炸所產生的對人體有害的物質含量過高，而微量的維生素和水溶性維生素這些對人體有益的營養素的含量卻不夠。

這樣一來，速食食品就幾乎成為了一個高能量、高脂肪、高膽固醇、高糖、低維生素、低微量元素、低膳食纖維的綜合體。如果經常性的過量食用，就很有可能引發肥胖和高血脂，而肥胖還可能進一步發展為糖尿病、中風等病症。

(2)破壞維生素，使蛋白質變性，產生致癌物質

食物在油炸過程中，往往產生大量的致癌物質。已經有研究證實，常吃油炸食物的人，其部分癌症的發病率遠遠高於不吃或極少進食油炸食物的人群。食油沸點為210℃，反覆高溫會產生氧化、水解、熱聚合等化學反應，從而產生醛、低級脂肪酸、氧化物、環氧化物等。這些物質對人體酶系統有破壞作用，從而使人中毒。若長期積蓄於人體內，還可誘發癌症。食品經油炸後，

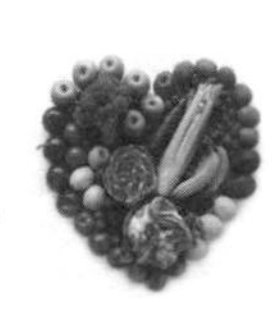

不但營養成分遭到了破壞，而且還會產生多種有害物質，危害人體健康。

盡管油炸類食品有如此多副作用，但生活中愛吃油炸類食品的人還是不少。那麼，如何吃油炸類食品才能最大限度地降低對人體的有害作用呢？

研究證實，人體對有毒物質有天然的抵禦能力，吃時盡量細嚼慢嚥可以對致癌物質產生一定的抑制作用。這是因為，細嚼慢嚥可以讓唾液充分發揮它的解毒功能。

我們的唾液中含有十多種酶、多種維生素、礦物質、有機酸和激素等。其中，過氧化物酶、過氧化氫酶和維生素C的解毒功能最強。它們不僅有抗氧化的作用，可以消除體內的氧自由基，還有一定的抗腫瘤作用。這些酶可以分解進入口腔的致癌物質，有效地減少癌症的發病率。

細嚼慢嚥可以讓唾液充分分泌，與食物混合並達到「解毒」的效果。實驗證明，如果每口飯能做到咀嚼30次（約30秒鐘），就可基本上消除食物中的亞硝胺、黃麴黴毒素和苯並芘等致癌物質。

64 罐頭類食品不可多吃

商場裡方便美味的罐頭食品琳琅滿目，越來越受到那些生活節奏快的消費者的認可。近年來，以肉類罐頭、魚類罐頭、八寶粥罐頭和水果罐頭為核心的罐頭產品在消費市場發展勢力強勁。

世界衛生組織將罐頭食品（包括魚肉類和水果類）列入「垃圾食品」之列，是什麼原因讓不少人喜歡的罐頭食品成為「垃圾食品」呢？

(1)破壞胺基酸，使蛋白質變性

肉類罐頭都採用121℃的高溫高壓加熱方式進行滅菌。肉製食品在受到高溫加熱，特別是在121℃下長時間受熱時，肉中含有的人體必需胺基酸會遭到嚴重破壞。另外，罐頭製品中的蛋白質常常出現變性，使其消化吸收率大大降低，營養價值大幅度「縮水」。

(2)破壞維生素

不論是水果類罐頭還是肉類罐頭，其中的營養素都遭到了大量的破壞。有研究資料證實，在罐頭加工過程中，肉中的維生素包括維生素B1（硫氨素）、維生素B2（核黃素）、維生素B5（煙酸）、維生素B6、葉酸等，會受到一定的損失。特別是維生素B1，在中性及鹼性溶液中遇熱，很容易受到破壞，會損失15％～25％，維生素B2會損失10％，維生素B5會損失20％～30％。

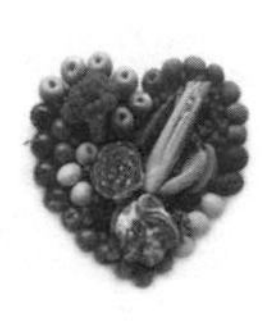

而對於水果罐頭來說，其維生素C幾乎全被破壞。

(3)高糖分使胰臟負荷加重

為了增加口感，很多水果類罐頭都添加了大量的糖。這些糖被攝入人體後，可在短時間內導致血糖大幅度升高，胰臟負荷加重。同時，由於能量較高，還會導致肥胖。

另外，研究還發現，糖可以改變蛋白質的分子結構，從而影響免疫系統功能。

65 加工後的肉類食品不可多吃

加工後的肉類食品，如肉乾、肉鬆、香腸等，經常是每個家庭餐桌上不可缺少的一道料理。不過，加工後的產品遠沒有新鮮食品營養價值高，這些加工後的肉類食品同樣會對人體健康產生一些副作用。

(1)含致癌物質——亞硝酸鹽

加工後的肉類食品（如火腿腸等），這類食物含有一定量的亞硝酸鹽，故可能有導致癌症的潛在風險。

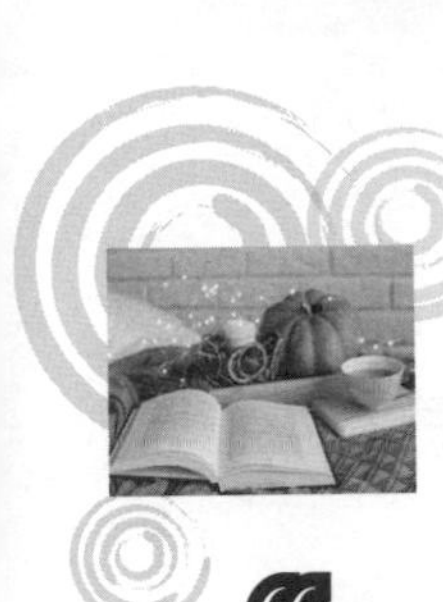

(2)加重肝臟負擔，損害腎功能

由於添加防腐劑、增色劑和保色劑等，加工後的肉類食品會使人體肝臟負擔加重。此外，火腿等製品大多為高鈉食品，大量食用會導致鹽分攝入過高，造成血壓波動及腎功能損害。

(3)大量營養素流失

市場上充斥著許多合成的食物，像碳酸飲料、人造果汁、膠質點心及其他許多食品，都只是加糖的化學品，幾乎不含營養成分。加工後的肉類食品也不例外，每一種在精製及加工之後的肉食品，其營養價值已流失許多。

(4)添加劑有一定毒性

多數的加工類食物都含有各種食品添加劑，目前所使用的有數百種。這些食品添加劑在規定的使用範圍和規定的使用劑量下使用是沒有關係的，但是混合起來使用或沒有在規定的使用範圍和規定的使用劑量下使用，危害較大，可能有很高的毒性，甚至可能致癌。

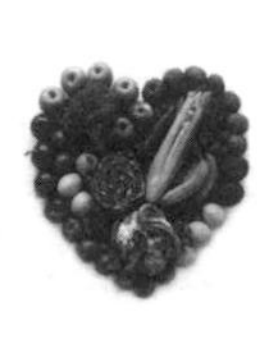

醃製類食品是指禽、畜、魚肉經過燻烤醃製、豆製品蔬菜瓜果經過醃製發酵而製成的食品。醃製類食品的種類較多，如鹹菜、鹹魚、鹹蛋、鹹肉等。

泡菜、鹹菜是中國、日本、朝鮮的傳統食品，臘肉也是很多國家的特色風味。作為傳統食品，醃製類食品長期以來深受人們歡迎，成為普通百姓家庭餐桌上的常備菜，有些人甚至長期食用醃製食品，並形成了一種習慣。

早餐吃一點醃製小菜，會給人一種爽口之感，但食用醃製類食品過多對人體健康是不利的，對健康同樣會帶來很多危害。

(1)容易造成人體維生素C缺乏和結石

蔬菜在醃製過程中，維生素C被大量破壞。醃製後，維生素C的成分幾乎「全軍覆滅」。大量吃醃菜，人體維生素C缺乏。因此，適當吃點醃菜可以調節胃口，增加食欲，但若嗜食醃菜成癖，則是不可取的。如果長期食用，容易引起各種疾病。

另外，醃製的酸菜中含有較多的草酸和鈣，由於它酸度高，食用後不易在腸道內形成草酸鈣被排出體外，而會被大量吸收，草酸鈣就會結晶沉積在泌尿系統形成結石。

(2)含有致癌物質——亞硝酸胺

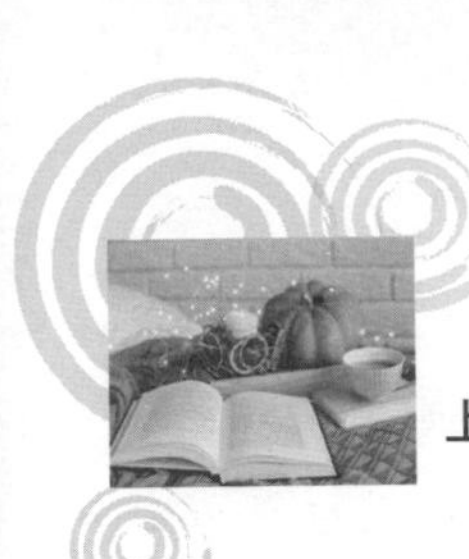

醃製類食品應限食的原因，是在加工過程中會加入很多鹽。鹽分中含有雜質，如亞硝酸鹽、硝酸鹽等，可能產生如亞硝酸胺等有害物質。

在醃製的過程中，醃製食品易被細菌污染。如果加入食鹽量少於15％，蔬菜中的硝酸鹽可能被微生物還原成亞硝酸鹽。醃製1小時後亞硝酸鹽含量增加，兩週後可達到高峰，並可持續2～3週。

食用了這樣的醃製食品，亞硝酸鹽在體內遇到胺類化合物時，會生成一種致癌物質亞硝酸胺。因而常吃醃製類食品對身體不利，可誘發癌症。

例如蘿蔔、雪裡蕻、大白菜等天然蔬菜中含有一定數量的無毒硝酸鹽。如果醃菜時氣溫高，放鹽不足10％，醃製的時間不到8天，就會造成細菌大量繁殖，而且硝酸鹽也易還原成有毒的亞硝酸鹽。鹹菜醃製9天後，亞硝酸鹽開始下降，15天後亞硝酸鹽下降至安全的劑量範圍內。

醃菜如醃製不好，菜內會直接含有致癌物質亞硝酸胺。多吃粗製不衛生的醃菜，有潛在性致癌危險。此外，醃製類食品中有較多量的硝酸鹽和亞硝酸鹽，可與肉中的二級胺合成亞硝酸胺，是導致胃癌的直接原因。

還有一類食品如香腸、醃製火腿、醃製的其他動物食品，為了發色、增香、防腐等加工工藝的需要，人為地加入亞硝酸鹽作為食品添加劑，也增加

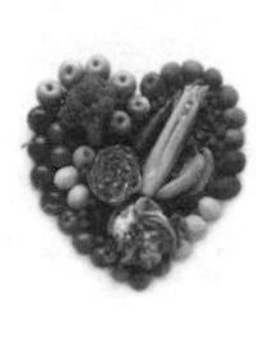

了產生亞硝酸胺的可能性，所以要控制此類食品的攝取。

(3)影響黏膜系統，對腸胃腎臟有害

由於食品在醃製過程中，需要大量放鹽，這會導致此類食物鈉鹽含量超標，造成常常進食醃製類食品者腎臟的負擔加重，發生高血壓的風險增高。

此外，食品在醃製過程中可產生大量的致癌物質亞硝胺，導致鼻咽癌等惡性腫瘤的發病風險增高。高濃度的鹽分還會嚴重損害胃腸道黏膜，故常進食醃製類食品者，胃腸炎症和潰瘍的發病率較高。

67 果脯蜜餞類食物不宜多吃

果脯蜜餞類食物因其色澤明亮美觀、口味甜美，深受廣大消費者喜愛，但是此類食物也對人們的健康存在不利影響。

(1)含有潛在的致癌物質亞硝酸胺

蜜餞加工過程中，為使製品色澤明亮美觀，常在醃製前對原料進行硫處理，以抑制氧化變色，增進果實滲糖，並兼具防腐作用。

進行硫處理的方法是：在約含0.3％二氧化硫的亞硫酸鹽溶液中，將果實進行數小時浸漬或進行熏硫。這種方法會使蜜餞含大量亞硝酸鹽。

亞硝酸鹽是一種強氧化劑，進入人體後，可使血液中低鐵血紅蛋白氧化成高鐵血紅蛋白，失去運氧的功能，致使組織缺氧，還可使血管擴張血壓降低，出現青紫而中毒。

亞硝酸鹽在自然界和胃腸道的酸性環境中可轉化為亞硝胺。亞硝胺具有強烈的致癌作用，會引起食道癌、胃癌、肝癌和大腸癌等。亞硝酸鹽還能透過胎盤進入胎兒體內，導致胎兒畸形。現在5歲以下的兒童發生腦癌的相對危險度增高，這與母體經食物攝入亞硝酸鹽量有關。

(2)含有香精等添加劑，可能損害肝臟等臟器

調查證實，果脯蜜餞中的食品添加劑過量使用的現象尤其嚴重。有的生產廠家在食品生產過程中加入大量的糖精，在調查中發現，抽檢產品中最高糖精含量竟超過了國家標準規定的55倍之多；有的廠家還過量使用苯甲酸鈉，含量最高的超過國家標準規定的6倍。

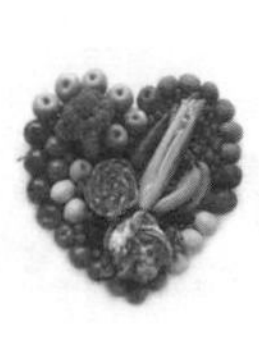

冷凍甜品類食品包括霜淇淋、冰棒和各種雪糕等。這類食品是真正的「糖衣炮彈」，甜在嘴裡，傷在體內。

冷凍甜品類食品食用過多會帶來三大問題：因含有較高的奶油，易導致肥胖；因高糖，可降低食欲；還可能因為溫度低而刺激胃腸道。

(1)導致體重增加，甚至出現血糖和血脂升高

常吃奶油類製品可導致體重增加，甚至出現血糖和血脂升高。飯前食用奶油蛋糕等，還會降低食欲。

研究證實，不能每天把點心當飯吃，因為這會使你攝取的營養不夠均衡。人體若長期攝取過多的飽和脂肪，將會增加患心血管疾病和某些癌症的機率，而攝取過多的鹽將引起高血壓。

研究人員建議點心的狂熱者盡量選擇饅頭一類的點心，而少選擇煎炸食品。此外，還可食用半盤水煮蔬菜，但不加任何調料，並在一天的晚些時候食用高鈣食品，例如乳製品、豆腐和綠葉蔬菜，以補充日常所需要的鈣質。

(2)出現反酸、燒心等症狀

甜品中的高脂肪和高糖成分常常影響胃腸排空，甚至導致胃食道逆流。很多人在空腹進食奶油製品後會出現反酸、燒心等症狀。

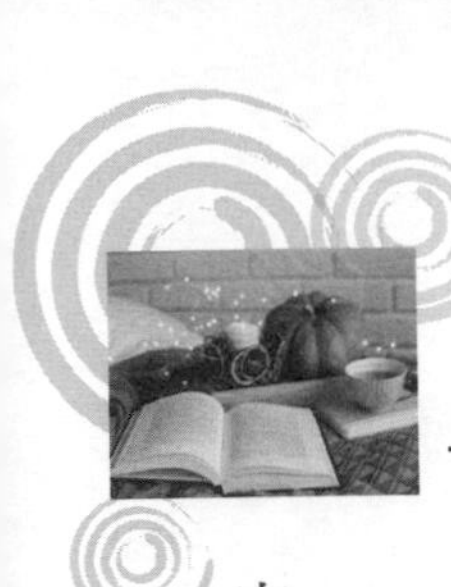

(3)溫度低刺激胃腸道

冷凍甜品類食物因其溫度低，會對胃腸道產生刺激，老人和小孩不宜食用過多。

對於此類食品的食用，我們不需要完全排斥，應該注意：部分控制。這意味著可以適度享用某些甜點，只要不過量，酷暑中吃冷凍甜品也是一種不錯的享受。

69 汽水可樂類飲品不宜常喝

碳酸飲料獨特清爽的風味以及不可替代的消暑解渴功能，使得它深受人們特別是青少年的喜愛。但是，近年來的很多醫學研究都證明，常喝碳酸飲料對人體的副作用會大大超過其帶來的感官刺激，這也成為糖尿病、骨質疏鬆、腸胃功能紊亂、食道癌、兒童齲齒等多種疾病的一大隱患。

(1)破壞消化系統功能

碳酸飲料深受人們喜愛大多是因為其具有消暑解渴的功能，那麼，你知道它消暑解渴的原理是什麼嗎？

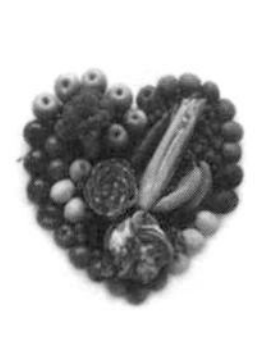

碳酸飲料的發泡和刺激味道來自二氧化碳，飲料內的二氧化碳使用量取決於特定的口味和品牌。飲用時，由於溫度增高使二氧化碳汽化，產生刺激感並帶走人體熱量，所以給飲用者以清涼感。

不過，碳酸飲料喝得太多對腸胃沒有好處，而且還會影響消化。因為大量的二氧化碳在抑制飲料中細菌的同時，對人體內的有益菌也會產生抑制作用，所以消化系統功能就會受到破壞。

(2)增加腎臟負擔

除熱量外，碳酸飲料幾乎沒有什麼營養成分。

碳酸飲料的主要成分為糖、色素、香料及碳酸水等。它不含維生素，也不含礦物質。

人體吸收了過多的糖分，就會產生大量熱量，長期飲用非常容易引起肥胖等疾病。更重要的是，它會給腎臟帶來很大的負擔，也是引起糖尿病的一大隱患。

(3)腐蝕牙齒

《英國牙科雜誌》發表英國科學家的最新發現：碳酸飲料是腐蝕青少年牙齒的重要原因之一。

(4)磷酸導致骨質疏鬆

調查證實，碳酸飲料對人體健康的危害是長期的。它不但影響兒童時期的骨骼發育，而且容易導致中老年人，特別是婦女在更年期時出現骨質疏鬆。也就是說，碳酸飲料是引起骨質疏鬆症的「罪魁禍首」之一。

人體需要鈣、磷之間的比例平衡，一種元素攝入過多，就會干擾另一種元素發揮作用。依據專家的說法，理想的鈣質與磷酸攝入量應是1:1。而碳酸飲料的成分大都含有磷酸，這種磷酸會極大地影響人體對於鈣質的吸收並造成鈣質的異常流失。

當碳酸飲料中的大量磷酸進入體內後，體內磷元素含量迅速增加，導致血液中鈣元素相對缺乏，為了維持血液中鈣、磷元素的平衡關係（血液中的鈣元素與磷元素必須保持在一定的比例才能發揮作用），骨骼、牙齒中的鈣元素便會溶解到血液。骨骼中的鈣質經常發生這樣的流失便會導致骨質疏鬆。

(5)患食道癌機率增加

據印度科學家研究發現，全世界碳酸飲料每人平均消費超過70升的國家，患食道癌的人數就比其他國家要多。他們認為，碳酸飲料可能增加人們患食道癌的危險。這種關聯性並非巧合，因為碳酸飲料使胃擴張，這樣會導致與

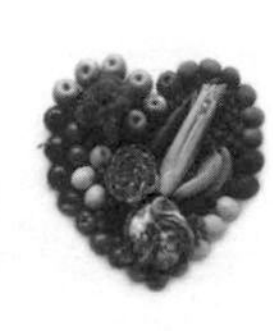

食道癌有關的食物逆流。

(6)食用添加劑影響胃腸道消化酶的正常分泌

許多廠家喜歡選擇甜度較高、成本卻低於蔗糖的人工合成的甜味劑作為食品添加劑，但是，人工合成的甜味劑只能提供甜味，它們不參與人體的體內代謝，沒有任何營養價值。人體攝入過量的人工合成甜味劑，會影響胃腸道消化酶的正常分泌，降低小腸的吸收能力，使食欲減退，短時間內大量攝入人工合成甜味劑還會導致急性中毒。

此外，國際上很多國家正逐步地用毒性相對較弱、抑菌效果較好的山梨酸代替苯甲酸作為主要的防腐劑。而因為苯甲酸的市場價格僅僅是山梨酸價格的1／10左右，所以苯甲酸仍然作為主要的食品防腐劑來使用。苯甲酸是一類含苯環的化學物質，它在人體代謝中存在著潛在的危害。

70 膨化食品不宜多吃

膨化食品通常是用麵粉、玉米，馬鈴薯等食物為原料經油炸、加熱等工藝處理，使其膨脹而做成的。它的主要營養成分是碳水化合物、高脂肪、高熱

量、高鹽、高糖、多雞精粉。而麵粉、玉米、馬鈴薯中的其他營養成分，如維生素、礦物質、纖維素等大都在加工過程中被破壞了，含量較低。

據調查，膨化食品中的脂肪含量約占40％，熱量高達33％。長期大量食用膨化食品對人體健康不利。

對於兒童來說，過多食用膨化食品會明顯影響正常進食。由於膨化食物脂肪含量高，大量食用後會使兒童產生飽腹感，影響正常飲食，使其身體所需的各種營養素無法得到保障和供給，出現營養不良現象。

同時，過多攝入脂肪，還會造成體內大量的脂肪堆積，引發肥胖和高血壓，危害健康。在最近進行的有關城市兒童吃膨化食品的調查中發現，肥胖兒童對膨化食品的攝入量和喜好程度都明顯地高於正常兒童。

另外，膨化食品的高鹽、高雞精粉也對人體健康構成威脅。過多的鹽是導致高血壓和心血管疾病的罪魁禍首。

一些家庭還常常將膨化食品作為「電視食品」，在看電視時一家人圍坐在一起享用。這種吃法一方面容易造成攝入過量，人們在不知不覺中進食了大量的膨化食品，使體內熱量過多，轉化為脂肪，引發肥胖；另一方面是晚上進食大量的高脂肪、高碳水化合物的食物，脂肪長時間停留在胃中，會影響

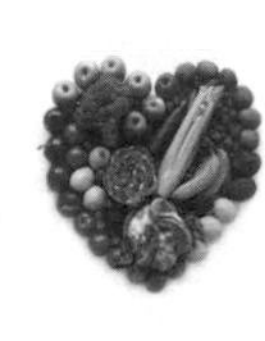

人的消化道功能，影響夜間睡眠。

因此，為了自己的健康，還是少吃膨化食品為妙。

71 海帶不宜直接用水泡

一般人們喜歡直接用水泡海帶，其實，這是錯誤的。

海帶在水中浸泡超過15分鐘，其中的碘就會流失86%；超過40分鐘，其中的甘露醇就會流失80%，剩下的只是海帶膠、纖維素和少量的營養物質。因此應減少海帶在水中的浸泡時間。

但浸泡時間過短海帶泡不軟，如何解決這一問題呢？可以將海帶浸泡於放有少量醋的水中，5～10分鐘後海帶就可以煮食了。

72 淘米不要太多太久

有些人喜歡把米淘了一遍又一遍，總是擔心洗不乾淨，甚至還有人把米泡上幾個鐘頭，其實，這些作法都是得不償失的。米中含有一些溶於水的維生

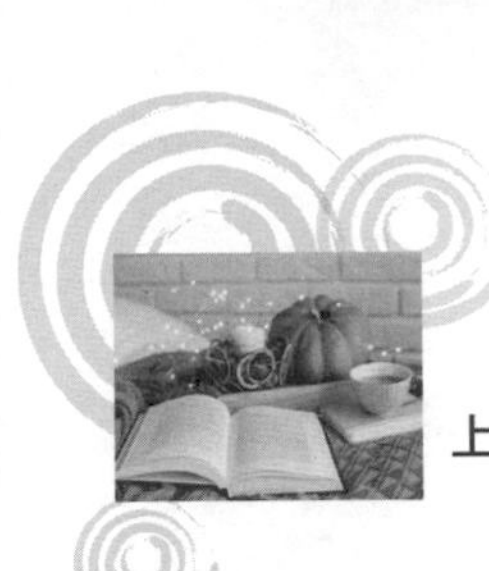

素和無機鹽，它們很大一部分存在於米粒的外層，多淘或用力搓、過度攪拌會使米粒表層的營養素大量流失。

米也不宜久泡，如果淘洗之前久泡，米粒中的無機鹽和可溶性維生素會有一部分溶於水中，再經淘洗，損失更大。在淘米過程中，硫胺素損失率可達40%~60%，核黃素和尼克酸損失率達23%~25%，蛋白質、脂肪、糖等也會有不同程度的損失。此外，米久泡之後還會粉碎。

因此，淘米時應注意：用涼水淘洗，不要用流水或熱水淘洗；用水量、淘洗次數要盡量減少，以去除泥沙為準；不要用力搓和過度攪拌。

73 糕點不宜長期存放

有些人買回糕點以後，習慣保存起來慢慢食用，有時竟達一、兩個月之久，這種作法不好。

糕點中含有的油脂以及含油輔料（如核桃仁、花生仁、芝麻等），在長期的貯存過程中，受陽光照射、空氣以及溫度等因素的影響會發生脂肪酸敗，產生醛和酮類化合物等有毒物質，食用後會引起中毒。

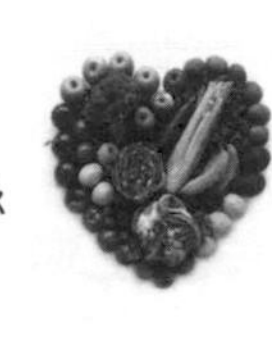

有些糕點的水分含量比較高，在溫度較高的條件下保存會因黴菌大量繁殖而發生黴變。黴菌所產生的某些毒素對人體是有害的，有的黴菌素還會引發癌症。

74 粉絲不宜常吃多吃

粉絲雖好吃，但不宜常吃和多吃。因為粉絲在製作過程中加入了0.5％的明礬，明礬即硫酸鋁鉀。鋁是對人體有害的元素，食鋁過量，對人的腦、心、肝、腎的功能和免疫力都有較大損害，會導致兒童智力發育障礙、中青年早衰、老年人發生癡呆症。

75 荔枝不宜多吃

荔枝不僅味美，而且營養十分豐富，含有大量的果糖、維生素、蛋白質、檸檬酸等，對人體有補益作用。然而荔枝屬濕熱之品，盡管美味可口，也不能多吃，否則很可能會患上「荔枝病」。

荔枝病實質是一種低血糖症，荔枝中含大量的果糖，果糖經胃腸道黏膜的

微血管很快吸收入血後，必須由肝臟內的轉化酶將果糖轉化為葡萄糖，才能為人體所利用。如果過量食入荔枝，那麼就有過多的果糖進入人體血液，「改造」果糖的轉化酶就會供不應求。在這種情況下，大量的果糖充斥在血管內，卻無法轉化成能被人體利用的葡萄糖。

與此同時，進食荔枝過量影響了食欲，使人體得不到必須的營養補充，致使人體血液內的葡萄糖不足，就會導致荔枝病。

荔枝病通常的臨床表現為：頭暈心悸、疲乏無力、面色蒼白、皮膚濕冷，個別嚴重患者會出現昏迷、陣發性抽搐、心律失常、血壓下降等症狀。一旦發生荔枝病，應該積極治療，如僅有頭暈、乏力、出虛汗等輕度症狀者，可服葡萄糖水或白糖水，以改善低血糖，補充生命必須的葡萄糖。如果出現抽搐、虛脫或休克等「荔枝病」重症者，應及時送醫院治療，靜脈推注或靜脈點滴高濃度的葡萄糖，可迅速緩解症狀。

76 不宜吃西瓜的人

西瓜有夏季「水果之王」的雅稱，許多人都很愛吃，但是有些人是不宜吃

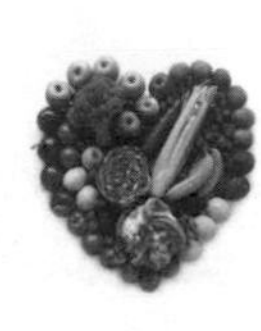

西瓜的，否則可能會給身體造成傷害。

(1)糖尿病患者

糖尿病患者吃西瓜過量，會導致血糖升高等後果，嚴重的還會出現酮症酸中毒昏迷反應。

(2)感冒初期患者

西瓜是清熱解暑的佳果，但感冒初期的患者應慎食。因為若在感冒初期吃西瓜，不但不能緩解病情，反而會使病情加重或延長治癒時間。所以，吃西瓜最好選在感冒痊癒或感冒病情加重且有高熱、咽痛時。

(3)體虛胃寒、大便稀溏、消化不良者

如果這些人吃西瓜過多就會出現腹脹、腹瀉、食欲下降等症狀。

(4)腎功能不全者

由於短時間內大量食西瓜，會使體內水分增多，超過人體的生理容量。而腎功能不全者，其腎臟對水的調節能力降低，對進入體內過多的水分，不能及時調節及排出體外，致使血容量急劇增多，容易導致急性心力衰竭而死。

(5)口腔潰瘍者

口腔潰瘍者若多吃西瓜，會使體內所需正常水分透過西瓜的利尿作用排

出，從而加重口腔潰瘍。

77 不宜吃花生的人

花生的營養價值很高，其30％為蛋白質、50％為脂肪，還含有大量的鈣、磷、鐵和多種維生素。因此，人們稱它為「植物油」。花生還有健脾和胃、潤肺化痰、滋養調氣、清咽止嗽的作用。

盡管花生有如此多的優點，但並不是每個人都宜食用。

(1)跌傷瘀腫的人吃花生會發生血氣發散，加重瘀腫。

(2)脾虛便泄的人吃花生，會加重腹瀉，不利病人康復。

(3)肝火旺盛、內熱上火的人吃花生，會加重口舌生瘡、唇部皰疹，甚至引起皮下出血。

(4)割除膽囊的人吃花生，則會增加肝臟和胃腸的負擔，損傷肝臟等。

78 不宜喝雞湯的人

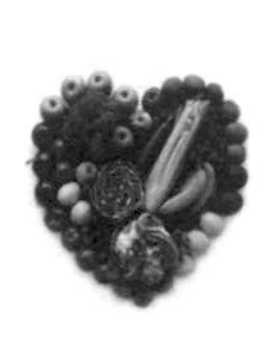

雞湯的營養價值極高，它能引起中樞神經系統興奮，還能刺激胃黏膜，增加胃酸的分泌，從而使人的食欲得到增強。對食欲不佳的人來說，雞湯是一種開胃良藥，但並不是每個人都適合食用。

雞湯中的含氮浸出物會加重心、肝、腎的負擔，因此患有心臟病、肝臟病、腎臟病的人應少喝雞湯。雞湯中含有的嘌呤鹼等物質會促使體內過多尿酸的形成，從而會使潰瘍病惡化，並誘發痛風。

因此，患有潰瘍病、痛風的人不應喝雞湯。

79 用鋁鍋燒菜不宜放醋

醋是酸性調味品，烹調菜餚可增加鮮、甜、香等味道，它還具有增進食欲、促進消化、防腐殺菌的效用。在用鐵鍋燒烹菜餚時若加些醋，可使鐵鍋中的鐵在烹飪時溶解量增加。

可是，用鋁鍋烹飪菜餚時，若加醋調味，則會引起不良的後果。因為鋁是人體非必需微量元素，鋁超量後會使人腦細胞衰老，還能使人體內的某些酸發生失活現象，以至引起消化和內分泌功能紊亂。

因此，用鋁鍋燒煮菜餚時不宜放醋。

80 不宜用鐵鍋煮海棠和山裡紅

煮海棠、山裡紅（西藏常用中草藥）一般多使用砂鍋及搪瓷器皿，而不宜用鐵鍋。因為海棠、山裡紅的果品中含有果酸，使用鐵鍋煮，果酸溶解以後，會產生低鐵化合物，這種物質含有對人身有害的毒素，食用後0.5～3小時內人就會產生噁心、嘔吐症及唇、舌、齒齦發紫發黑的現象。

81 不宜用過熱的油炒菜

有人在炒菜時，總習慣將油的溫度燒得很高，甚至將油燒得冒煙再投料，認為這樣的溫度炒出的菜有味道、有營養。實際上，這樣做是不正確的。在炒菜時，把油燒得過熱，以致有冒煙的現象出現，對人體健康是不利的。

油燒到冒煙的程度，則證實油溫已達230℃，在這種溫度下，不僅油脂中所含的脂溶性維生素遭到破壞，而且當食品與高溫油接觸時，食品中的各種維

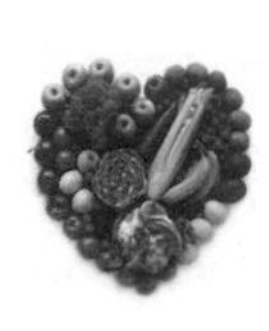

生素特別是維生素C也大量損失。

同時，油中的脂肪酸也會因高溫而被氧化，從而降低了食油原有的營養成分。因氧化產生的過氧脂質，對人體的健康十分不利，還可產生致癌物質。人若經常食用含這類有害物質的菜餚，就容易產生胃炎、胃潰瘍等消化系統疾病，嚴重者可引起胃癌。

此外，食油在高溫中會產生一種叫丙烯醛的氣體，它對鼻、眼黏膜有強烈的刺激作用，使人流淚甚至造成頭暈、噁心、厭食等不良反應，日久還可誘發肺癌。

烹調時，把新鮮蔬菜放入這樣高溫的油中，還會使原材料中的維生素C全部被破壞，其他物質也會遭到不同程度的破壞。因此，炒菜時，油溫切忌過高，一般以控制在69～92℃的範圍內為宜。

將油燒得過熱再炒肉，這種方法也不正確。炒肉時，油溫一般在110～140℃也就夠了。肉類含有豐富的脂肪、蛋白質等成分。如果將切好的肉放入熱油中，勢必造成油和肉的溫度反差過大，會使肉的表層驟然凝固，阻礙了熱的傳遞，會使外層炒老，內層不易炒熟，出現老嫩不一的情況。這樣炒出來的菜，色、味將會大為遜色。

另外需要注意的是，炒菜不宜多放油。在烹調菜餚時，用油過多，會把菜料裡外包裹嚴實，使其他調味品的味道不易滲入到菜的內部，不僅影響菜的風味口感，而且會影響人的食欲，不利於人體健康。食油過多，消耗不完，剩下的部分就會在人體內慢慢貯存起來，當這些油脂在肝臟沉積過多時，便會形成脂肪肝，使肝臟的正常功能受到影響。

特別是老年人和脂肪代謝障礙者，血液中脂肪過多就容易發生動脈粥樣硬化，引起高血壓和冠心病。另外，常吃大量油，還會刺激膽汁、胰液大量分泌，從而容易誘發膽結石、膽囊炎和胰腺炎。

82 鋁鐵炊具不宜混用

鋁元素進入人體內積存到一定數量時，會對人體造成損害。而鋁鐵炊具混合使用能使人體內的鋁元素猛增，對人體健康不利。

燒菜時用鐵鍋或不銹鋼鍋，而鍋鏟是鋁的時，較軟的鋁鍋鏟就會被不銹鋼鍋或鐵鍋挫損成粉狀微粒，從而隨飯菜進入人體。同樣，如果用鋁鍋而用鐵鏟或不銹鋼鏟，鋁鍋中的鋁也會很容易被鐵鏟或不銹鋼鏟的鏟尖挫掉而隨著

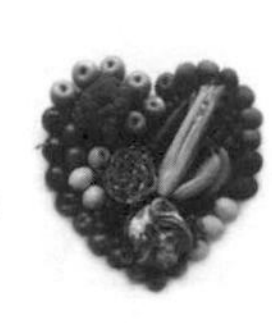

飯菜進入人體。久而久之，人體便會攝入過量的鋁，導致鋁中毒。

因此，鋁鐵炊具不宜混著用。

83 炒菜時不能只講美味

現在很多飯店或者居民，總是強調口味，光講美食而不講營養。為了口味好，很多人在炒菜時多放油多放糖，或者用油炸、油煎食物。油脂和糖的攝入量過多會導致肥胖、高血壓等慢性疾病。

據了解，很多飯店和食堂為了提高菜餚的口味，也多放油多放糖，吃完菜經常發現盤底都是油。

鹽的攝入量過多也是當前人群面臨的一個問題，世界衛生組織發布的標準是每人每天鹽的攝入量不超過6克，營養學會發布的標準是每人每天鹽的攝入量不超過10克，但目前每人每天鹽的攝入量達到10～15克，遠遠超過這兩個標準。鹽的攝入量過高會直接導致高血壓等慢性疾病。

84 不宜直接用爐火燻烤食物

在日常生活中，常會看到有些人在瓦斯爐上或在木炭火上燻烤食物，他們認為，烤過的食物有一種獨特的香味，比較好吃；另外，這樣經過火烤，也消了毒，滅了菌，吃了不會生病。其實，這種認識和作法是錯誤的。

不論是瓦斯爐或木炭火焰，它們在燃燒時都會產生一定的一氧化碳和煙灰，試驗證明，凡是含碳的物質在燃燒時都能產生強致癌物——苯並芘。這種物質可透過皮膚、呼吸道和消化道使動物和人體致癌。

試驗證明，口服苯並芘除可引起胃癌外，還能引起白血病和肺腺瘤等。另外，在爐火炭火上燻烤食物時，還會產生大量的二氧化碳、二氧化硫、二氧化氮等有毒、有害氣體和煙塵，這些物質不但會污染所燻烤的食物，而且會直接刺激人的呼吸道黏膜，引起流淚和咳嗽，重者還會中毒。

85 不宜用絞肉機絞肉餡

有的家庭包餃子、做包子、吃餡餅等，為了節省時間，常常從食品店裡購買絞肉機絞好的肉餡，或者自己用家庭小型絞餡機絞肉餡。這樣雖然節省了時間，但是從營養學的角度來看，卻是不正確的。

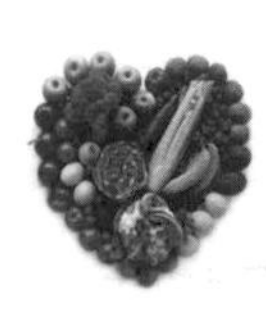

用機器絞肉，由於肉在絞肉機中是被用強力撕拉、擠壓碎的，很多肌肉細胞被破壞碎裂，這就使包含在細胞內的蛋白質和胺基酸大量流失，因此，這種肉餡的鮮味大大降低。而用刀剁肉餡，由於肌肉纖維是被刀刃反覆切割搗剁碎的，肌肉細胞受到的破壞較少，其肉汁流失損失也較少，因而營養損失很少，吃起來也比較鮮美。

86 不宜用熱水解凍肉

如果將速凍肉放進熱水或溫水裡迅速解凍，肉細胞及組織間結成冰的美味肉汁會立刻溶化成液體，迅速流到肉組織之外而丟失。這樣解凍的肉烹調後，當然就會不夠鮮嫩了。因此，食用凍肉、凍雞時，忌用熱水解凍。

87 不宜用熱水洗豬肉

豬肉的肌肉組織和脂肪組織內含有大量的蛋白質，可分為肌溶蛋白和肌凝蛋白兩種。肌溶蛋白的凝固點是15℃~60℃，極易溶於水。當豬肉置於熱水

中浸泡的時候，大量的肌溶蛋白就溶於水而排出體外。同時，在肌溶蛋白裡含有機酸、穀氨酸和穀氨酸鈉鹽等各種成分，這些物質被浸出後，會影響豬肉的味道。

因此，新鮮豬肉不要用熱水浸泡，而應用乾淨布擦淨，然後用冷水快速沖洗乾淨，不可久泡。

88 不宜用餘油炒飯

不宜用炒鍋的餘油炒飯，否則會對人的健康產生危害。因為炒菜後的鍋內剩餘物質不但有油，而且還有雞精粉、食鹽、醬油等，由於受熱而發生焦化，易生成亞硝胺等有害物。亞硝胺是強烈的致癌物質。因此，不宜用鍋內餘油炒飯。

89 不宜用大火煮掛麵

做飯時，不要用大火煮掛麵。因為掛麵本身很乾，用大火煮，水太熱，麵

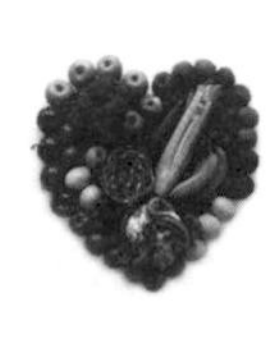

條表面形成黏膜，水分難以滲透到裡面，熱量也無法向內部傳導。同時由於大火催動水沸開，產生動力，麵條上下翻滾，互相摩擦，表面的黏膜被摩擦掉，糊化在湯裡，更降低了水的滲透性。這樣麵條煮出來後就會黏，會出現硬心。

要避免這種情況的發生，可以用慢火煮或煮時點涼水，這樣就有了讓水和熱量向麵條內部滲透傳導的時間，麵條就能很快煮透、煮好，並且麵好、湯清。

但是，對於家庭中的麵條，應該用大火煮，煮時加2次涼水就可以了。

90 骨頭湯不宜久煮常喝

不少人有愛喝骨頭湯的習慣，有些人在熬骨頭湯時，總認為熬的時間越長，味道就越鮮美，營養就越豐富，因此一熬就是大半天。有些人還認為骨頭湯有營養，喜歡常喝。事實上這兩種觀點都是錯誤的。

骨頭湯久熬和常喝都是不適宜的。認為骨頭湯熬的時間越長營養就越豐富的人多半認為，這樣可以使骨頭中的鈣質溶化，從而被人體吸收。其實，動

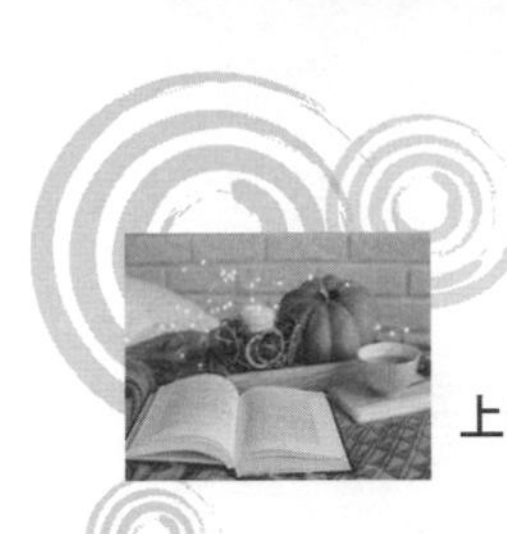

物骨骼中所含鈣質不易分解，不論多高的溫度、多長的時間，也不會將骨骼內的鈣質溶化，反而會破壞骨頭中的蛋白質。因此，熬骨頭湯的時間不宜過長。

營養專家推薦的方法是：燉湯前，先將洗淨的骨頭砸開，然後放入冷水，冷水一次性加足，並慢慢加溫，在水燒開後可適量加醋，因為醋能使骨頭裡的磷、鈣溶解到湯內；同時，不要過早放鹽，因為鹽能使肉裡含的水分很快跑出來，會加快蛋白質的凝固，影響湯的鮮美。

專家推薦的燉具為壓力鍋，因為用壓力鍋熬湯的時間不會太長，湯中的維生素等營養成分損失不大，骨髓中所含的磷等微量元素以及其他維生素等營養成分的損失也不大。

此外，需要注意的是，煮骨頭湯時冷水要一次加足，萬一中途要加水，可以加熱開水，切忌加冷水。這是因為，骨頭裡含有豐富的脂肪和膠原蛋白，在沸騰時突然加入大量冷水，骨頭湯的溫度驟降，會使脂肪和膠原蛋白迅速凝固，骨頭表面也會急劇收縮，骨頭中的脂肪、蛋白質等營養物質便不能順暢地溶解出來，骨頭變得緻密而不易燒酥，骨頭湯中的營養物質就相對較少，口味也大為遜色。

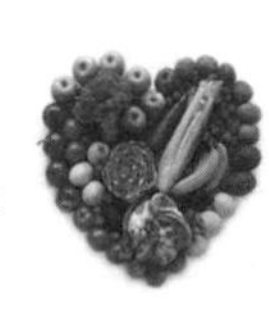

動物肉類含脂肪較高，而骨頭上總會帶點肉，故而熬的時間長了，熬出的湯中脂肪含量會很高。本來人們喝骨頭湯是為了補鈣，由於「熬」不出鈣反而「熬」出了油，所以骨頭湯還是少喝為好，特別是老人和孩子，更不宜常喝。

91 煮雞蛋時間不宜過長

煮雞蛋雖然只需要很簡單的烹飪方法，但是要把雞蛋煮得軟嫩適度，而又不夾生，卻也是需要掌握好火候的。大多數人煮雞蛋往往會過火，把雞蛋煮「老」。而煮得過「老」的雞蛋不但會硬，不好吃，而且營養價值也會降低。

雞蛋一旦煮太久，蛋黃中的亞鐵離子會與蛋白中的硫離子化合成硫化亞鐵，而硫化亞鐵是很難被人體消化吸收的。煮雞蛋的基本要領是：雞蛋要冷水下鍋，將水燒沸，再煮5分鐘即可停火，並將雞蛋從熱水中撈出。

92 雞蛋不宜生吃

很多人認為越接近自然的東西就越有營養，生吃比熟吃更有營養。這種觀

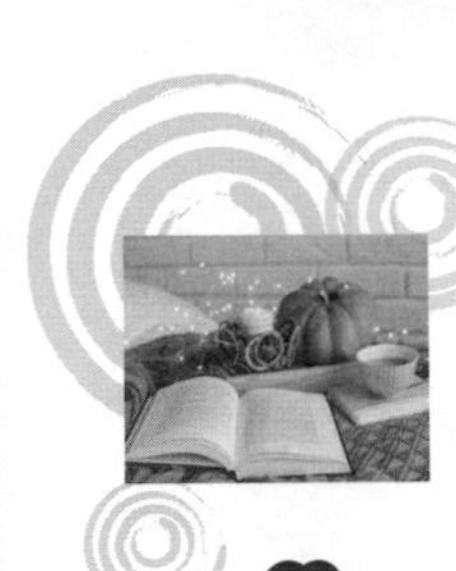

93 香菇不宜長時間浸泡

點有一定的道理，但不是適合所有的食物。雞蛋就是一例，雞蛋是不宜生吃的。

(1)吃生雞蛋易患傳染性疾病

生雞蛋中有大量的細菌，尤其是病雞下的蛋，生吃後可出現乾嘔、腹痛、腹瀉、渾身無力等症狀。

(2)吃生雞蛋可造成營養成分的大量浪費

A.生雞蛋中有抑制胃蛋白酶活性和腸蛋白酶活性的抗胰蛋白酶，使雞蛋中的大量蛋白質無法被人體消化吸收。這些無法被吸收的蛋白質在體內可產生很多對人體有害的物質。抗胰蛋白酶受熱會失去活性，因此吃熟雞蛋有利於營養物質的消化吸收。

B.生雞蛋中含有一種蛋白，能夠與人體生物素發生反應，生成難以被人體消化的物質，導致人體生物素缺失。生物素不足可影響人體對其他營養物質的消化，引起消化不良和營養物質的缺乏。

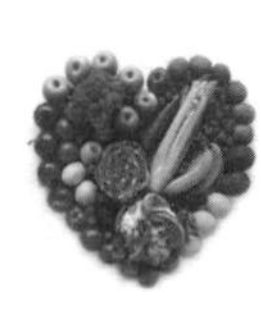

香菇是蘑菇中營養價值最高的一種，它不但有濃郁的香味，而且有著很高的營養價值。經常食用香菇，不僅可以預防肝硬化，抑制血液中膽固醇的增加，還由於香菇中含有多種酶，可參與體內新陳代謝活動，而有助於治療因酶缺乏所引起的多種疾病。故此，香菇被視為菌類中的珍品，分外受到人們的青睞。

香菇多為乾品，烹製前必須泡發，有些人泡發時間過長，有的人用冷水泡發，這些作法都是不當的。這是因為，香菇中含有一種核酸分解酶，用溫度為80℃的熱水浸泡時，這種酶就會催化香菇中的核糖核酸，分解出具有鮮味的物質——鳥苷酸。

但是，若用冷水浸泡，就不易將這種物質泡出；而若泡發時間過長，則會使香菇中的鮮味大大降低，從而影響香菇的食用價值。

94 不宜食用未煮熟的金針菇

金針菇是人們經常食用的一種菌類，尤其是涮火鍋的常備菜料。在食用金針菇時一定要煮熟再吃，否則容易引起中毒。新鮮的金針菇中含有秋水仙鹼，

人食用後，容易因氧化而產生有毒的二秋水仙鹼，它對胃腸黏膜和呼吸道黏膜有強烈的刺激作用。

一般在食用30分鐘至4小時內，會出現咽喉乾、噁心、嘔吐、腹痛、腹瀉等症狀。大量食用後，還可能引起發熱、水電解質平衡紊亂、便血、尿血等嚴重症狀。

秋水仙鹼易溶於水，充分加熱後可以被破壞，所以，食用鮮金針菇前，應在冷水中浸泡兩小時；烹飪時把要金針菇煮軟煮熟，使秋水仙鹼遇熱分解；涼拌時，除了用冷水浸泡，還要用沸水汆一下，讓它熟透。市場上出售的乾金針菇或金針菇罐頭，其中的秋水仙鹼已被破壞，可以放心食用。

95 魚蝦不宜生吃

很多人喜歡吃生魚片、蝦肉，認為這樣吃味道會更加鮮美。但是需要提醒大家的是，這種吃法可以致病。

研究證實，有些海洋魚類以水底腐物為食，自身攜帶某些致癌物質（如二惡英）。當我們生吃這些魚肉時，會對人體健康造成損害。而當魚肉被煮熟煮

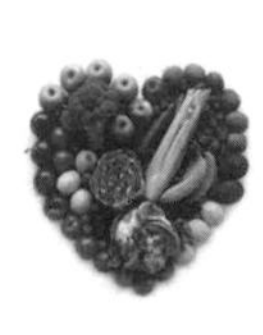

透以後，這些致癌物質會被去除乾淨。

不僅如此，有一些淡水魚、蝦含有肝吸蟲囊蚴，生食時會將肝吸蟲囊蚴一同吃進人體，它們在人體內生長，發育成熟時會對人體組織和器官造成嚴重損害，引發各種疾病。因此一定要熟吃魚、蝦。

96 荸薺不宜生吃

荸薺上附有薑片蟲，生吃荸薺易感染薑片蟲病。

薑片蟲是寄生人體吸蟲中最大的一種，它有很強的吸附能力，能牢牢地吸附在小腸壁上，導致腸黏膜發炎、點狀出血、水腫、甚至形成潰瘍，使人產生許多不良症狀，如腹痛、消瘦、營養不良、貧血、浮腫甚至造成死亡。

薑片蟲怕熱，為了預防薑片蟲病，除了不生吃荸薺，在炒食這類水生植物時，還應去皮。

97 皮蛋不宜多吃

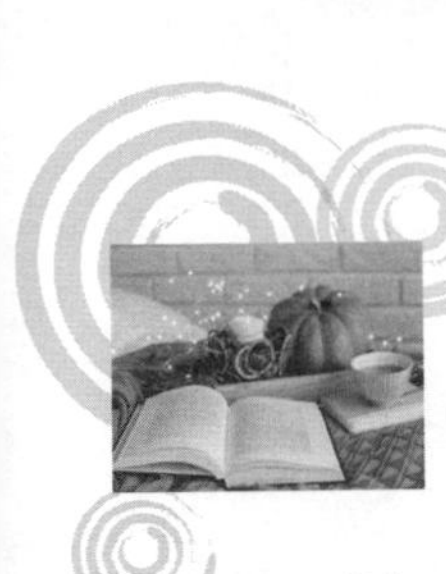

皮蛋的含鉛量平均每只高達0.8毫克左右，比醃製的鹹鴨蛋高出一倍以上。其原因是醃製皮蛋的原料中含有氧化鉛。

鉛是一種損害人的神經、造血、消化等系統的有毒金屬。成年人對鉛質的吸收率為7％，而兒童的吸收率高達50％。長期食用會受鉛毒之害，導致智力呆滯，生長發育遲緩。因此，皮蛋不宜多食。

98 紫菜不宜吃得過多

紫菜食用方便，味道鮮美，是很受大眾喜愛的食品。但是，紫菜不可過量食用。成年人每天食用即食紫菜最多不可超過七、八片；如果長期過量食用，將會因為吸收過多的碘而導致甲狀腺功能亢進症。

經過測試發現，紫菜碘含量比一般食物高4倍以上，比蔬菜高近400倍。平均每2克紫菜（約兩小包即食紫菜）已含碘87微克，有的高達148微克。按世界衛生組織的標準，每2克紫菜的含碘量已遠遠超出一個成年人每天的所需量，因此，紫菜不宜吃得過多。

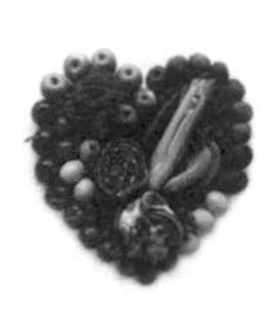

99 豆腐不宜吃得過多

豆腐是富有營養的食品，其蛋白質含量高，宜消化吸收，加工烹飪方法也多種多樣，適量食用有益身體健康。但是，豆腐雖好也不要吃得過多，尤其是老年人，更應當注意。

一般情況下，人吃進體內的植物蛋白質經過代謝後大部分成為含氮廢物，由腎臟排出體外。老年人腎臟的排泄廢物功能下降，如果大量吃豆腐，攝取過多的植物蛋白質，勢必使體內生成的含氮廢物增多，從而加重腎臟的負擔，時間長了極易導致腎功能衰竭。

另外，豆製品中含有極多的蛋氨酸，這種蛋氨酸在酶的作用下可轉換成半胱氨酸，它會損傷動脈管壁內皮細胞，致使動脈硬化形成。因此，老年人切不可吃豆腐過多。

100 菜湯不宜過夜

青菜中含有較多的硝酸鹽類，煮熟後如放置較久，在細菌的分解作用下，

硝酸鹽會還原成亞硝酸鹽。

人喝了這樣的湯，亞硝酸鹽就會進入胃、腸，並進入血液中。而亞硝酸鹽能使正常的血紅蛋白氧化成高鐵血紅蛋白，使其喪失攜帶氧氣的能力，這樣，人就會產生缺氧症狀。

101 不宜吃非當季水果

反季節的水果，是指那些不是在自然條件下成熟的水果，這些水果應不吃或少吃。

因為反季節水果一般都使用過膨大劑、增紅劑和催熟劑等化學激素。使用了膨大劑的果蔬，與正常的果蔬相比，個頭大，形態奇特，而且味道變淡，吃起來口感不好，也不能長時間儲藏。

在自然成熟過程中，水果會釋放出少量乙烯，促使果實成熟。果農為了便於儲藏、運輸，將接近成熟的果品提前採摘，上市出售前用乙烯催熟。通常，這種催熟方法不會對人體造成危害。

但是，為了使水果提前上市，將離成熟期很長的青果催熟，需要大量的乙

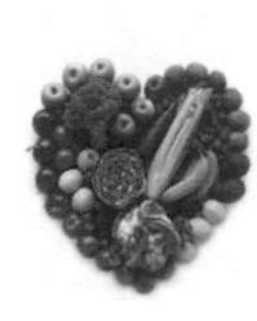

烯，人吃了這樣的水果對身體有害。因此，反季節的水果不宜吃。

102 不宜用水果代替蔬菜

水果含有豐富的維生素和無機鹽。因此，有的人以為多吃些水果就可以代替吃蔬菜了，這種認識和作法是不對的。

蔬菜中的營養素對調節人體的生理功能、維護身體健康發揮十分重要的作用。新鮮蔬菜中含有水分、維生素、無機鹽和纖維素，是食品中的胡蘿蔔素、維生素B2、維生素C及鈣、磷、鐵、鎂等的主要來源。

蔬菜不僅本身具有較高的營養價值，而且能夠幫助肌體吸收蛋白質、糖類和脂肪。將蛋白質和蔬菜一起吃下時，胃裡產生的消化液要比單吃一種食物多得多。實驗證實，僅吃肉類，蛋白質在腸內的吸收率為70％。若加吃蔬菜，則可使吸收率提高到90％左右。

大多數水果所含的維生素及礦物質鈣和鐵比淺色蔬菜含量少，而淺色菜中的維生素、礦物質又比綠、黃色蔬菜中的含量少得多。豐富的維生素與礦物質能使肌體保持弱鹼性，從而維持肌體的正常生理機能。

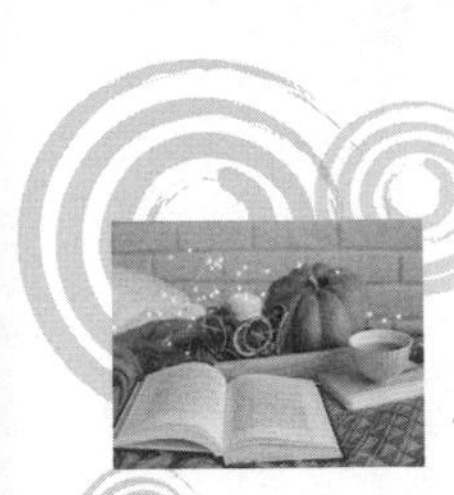

所以，經常吃蔬菜是必要的，水果不能代替蔬菜。

103 蘆薈不可亂吃

蘆薈不可隨便食用，否則對身體健康不利。

不同種類的蘆薈，其藥性、藥效有很大差別，不同體質的人食用蘆薈會產生不同的效果。蘆薈含有的蘆薈大黃素有「泄下通便」之效，吃多了容易導致腹瀉。體質虛弱者和少年兒童過量食用，可出現過敏反應，出現皮膚紅腫、皮膚粗糙等現象，甚至出現噁心、嘔吐、腹瀉等症狀。蘆薈能使女性內臟器官充血，促進子宮運動，孕、經期婦女服用容易引起腹痛、導致流血或嚴重出血。患有痔瘡出血、鼻出血的患者，也不要服用蘆薈，否則會引起病情惡化。

104 吃番茄3不宜

(1)未成熟的番茄不宜吃

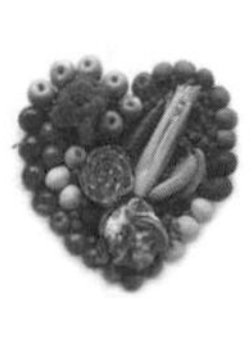

未成熟的番茄含有大量的毒性番茄鹼，吃後會出現頭暈、噁心、嘔吐和全身疲勞等症狀。而番茄成熟呈紅色時，番茄鹼就自然消失。

(2)空腹時不宜吃

番茄含有大量的膠質、果質及肺膠酚可溶性收斂劑等成分，這些物質容易與胃酸起化學作用，結成不易溶解的塊狀物，阻塞胃的出口處，使胃內壓力升高，引起腹痛症狀。飯後胃酸與食物混合，胃內的胃酸大大降低，就不會再結成塊狀物了。

(3)腸胃虛寒者不宜多吃

中醫認為番茄性寒，腸胃虛弱者多吃番茄對身體有害。

105 不宜吃蒜過量

不少人喜愛食用大蒜，這是因為大蒜有殺菌解毒、消積行滯和健胃等功效，還能預防很多疾病。

但是，如果長期過量地吃大蒜，尤其是眼病患者和經常手足心發燒、潮熱盜汗等陰虛火旺之體的人，就會受害不淺。到了五、六十歲，會逐漸感到眼

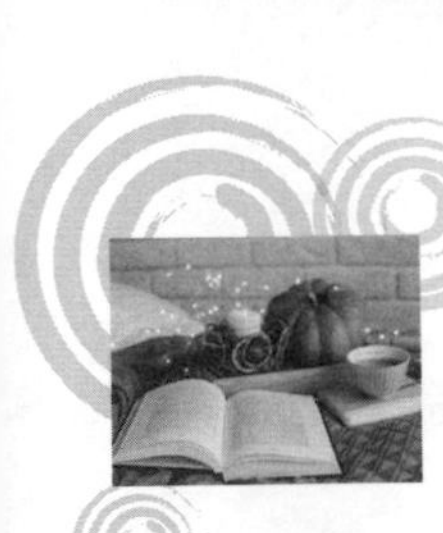

睛視物模糊不清、耳鳴、口乾舌燥、頭重腳輕，記憶力明顯下降。這些病症是長期嗜食大蒜的後果。

「大蒜百益而獨害目」，民間這一說法是有道理的。

106 腹瀉時不宜吃大蒜

腹部受涼或誤食沾有病菌的食物後，可引起腸內黏膜組織炎，腸壁血管通透性變異，腸腺體分泌亢進，釀成蛋白質、水鹽代謝紊亂，使大量體液滲入腸腔。

這些異物成分可刺激腸壁而產生腹瀉，此時，整個腸腔內均處於過飽和的緊張應激狀態中，再進食大蒜，會因「辣滋滋」的大蒜素刺激腸壁，促成血管進一步充血、水腫，使更多的組織液湧入腸內，從而加速腹瀉，使病人的臨床症狀更加嚴重。

107 腐爛生薑不可吃

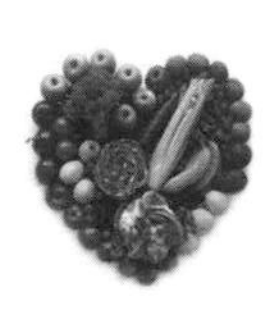

鮮薑不但是烹調作料，而且還有藥用效果，然而食用腐爛生薑是非常有害的。生薑在腐爛過程中，會產生一種名叫黃樟素的有毒物質，使肝細胞變性，即使攝入量不多，也足以使肝細胞受到非常嚴重的損害。因此，腐爛生薑不宜吃。

另外，為了使鮮薑不易腐爛或乾縮，可在舊臉盆或花盆裡放半濕不乾的沙子，然後把鮮薑埋在沙子裡面，並經常在沙子上灑點水。灑水不可過勤，也不可過少。

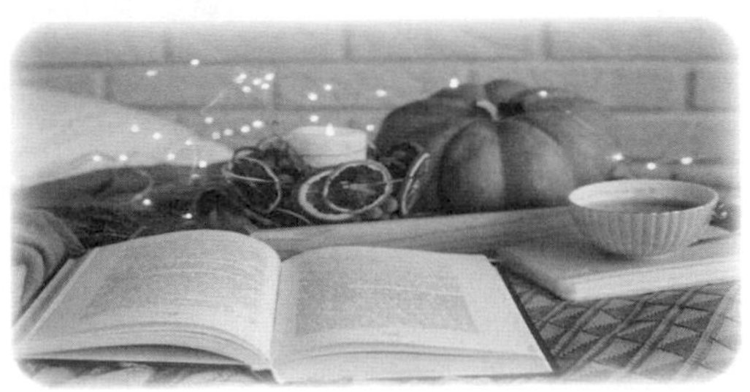

下篇：好食物，好營養

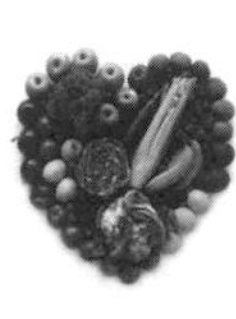

01 穀物：人體的能量之王

有一句廣為流傳的諺語：「人是鐵，飯是鋼，一頓不吃就心慌。」作為主食的「飯」，是以穀類（通稱糧食）為原料蒸煮而成的，它為人體提供70％左右的能量、40％～50％的蛋白質，在人的飲食中發揮舉足輕重的作用。

同時，穀類食物也是鈣、磷、鐵等礦物質以及維生素B群的重要來源。穀類經過加工調製可製成多種主食品，也常作為釀造業的原料和飼養業的飼料。

穀類在營養上具有下列特點：

首先，碳水化合物是穀類的主體營養。在穀類食物中，碳水化合物含量最高，一般占70％以上，主要是澱粉，還有纖維素、半纖維素。

其次，蛋白質含量豐富，一般為10％～12％。其中燕麥含量最高，約為15％，青稞（一種稞大麥）約為13％，蕎麥約為11％，小麥約為10％，玉米約為8％。但是，胺基酸組成不佳，不屬於優質蛋白。

第三，脂肪含量較低。一般脂肪含量僅1％～2％，玉米為4％。多為不飽和脂肪酸，其油脂屬於優質食用油。

在食用穀物類食品時，我們建議多吃粗糧（玉米、高粱、蕎麥、綠豆、薯類等）。因為粗糧裡面含有大量的食物纖維，粗纖維的好處是在腸道內緩慢膨脹，吃一點就會覺得飽飽的了，同時還可以促進腸胃蠕動。

合成的膳食纖維（比如低聚糖）會很快發酵，所以我們推薦食用天然的高纖維食物（粗糧），像麩皮麵包之類。提倡吃粗糧，這不僅可使人體獲得各種營養成分，而且有防病保健的作用。

02 蔬菜：現代飲食的寵兒

人類在很早的時候就開始食用蔬菜了。上古時，人類並不把食用的青菜稱為「蔬菜」。在上古先民著的植物類食譜中，把粗食稱作「蔬」，把野生桿物莖葉稱為「菜」。到了今天，人們才把從植物的莖、葉、根取來食用的部分統稱為「蔬菜」。我國古代《詩經》中提到的蔬菜就達20多種。

蔬菜是現代飲食觀念中的寵兒，它含有豐富的維生素、纖維素和多種無機鹽，是人類健康不可缺少的食物。

根莖類蔬菜如蘿蔔、胡蘿蔔、紅薯、藕、馬鈴薯等，鈣、磷、鐵等無機鹽

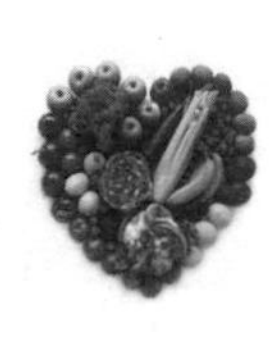

的含量比較豐富，有的還含有豐富的胡蘿蔔素。

莖葉類蔬菜如白菜、菠菜、芹菜、青蒜、油菜等，含有豐富的多種維生素和無機鹽，特別是胡蘿蔔素和維生素B2、C等的含量，在眾多蔬菜中名列前位。

花蕊果實類蔬菜如綠花椰菜、番茄、茄子、辣椒等，含有較高的胡蘿蔔素和維生素，無機鹽含量也較多；扁豆、豌豆等大多含有較高維生素B1、B2，尼克酸的含量也高於一般蔬菜；大多數食用菌都含有維生素D、B、E和一些微量元素。

所以，要想身體健康，蔬菜是少不了的，下面的蔬菜則是蔬菜中的佼佼者：

◇馬鈴薯：富含維生素C、澱粉和蛋白質。

◇四季豆：富含蛋白質和礦物質，能預防腸胃不適。

◇大白菜：富含維生素C，對腸胃有益。

◇茄子：含糖、蛋白質及多種維生素，有清熱、通腸的效果。

◇粟米：能幫助消化，預防便祕，降低血脂。

◇節瓜：富含維生素B、C，能預防感冒（節瓜又名毛瓜，是冬瓜的一

個變種，原產中國南部）。

◊綠花椰菜：富含維生素和鐵、鈣，能預防貧血、抗癌。

◊番茄：富含維生素及鐵、鈣、鎂等礦物質，能抗癌和預防心臟病。

◊燈籠椒：富含維生素C，有美容、紓緩神經緊張、增進食欲的功效。

＊選擇適當蔬菜，還需選擇正確的食用方法，下面是一些不錯的建議：

(1)一天之中分散食用

如果一次吃得太多，會造成碳水化合物堆積，引起血糖猛增。

含碳水化合物較多的蔬菜與富含蛋白質和脂肪的食物合用

山藥、冬瓜等含碳水化合物較多的蔬菜，應與富含蛋白質和脂肪的食物一起食用。這樣將延緩碳水化合物在消化系統中的代謝過程，從而減少它們對血糖的影響。

(2)蔬菜與肉類食物合用

最好是多種蔬菜與肉、魚、禽類等一起食用

(3)不要喝蔬菜飲料

僅榨取蔬菜中的汁液，就失去了對人體非常有益的纖維。另外，汁液集中

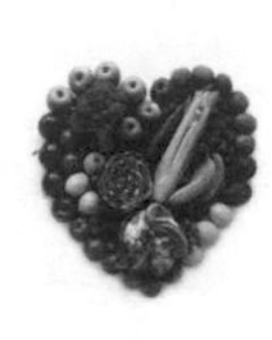

了蔬菜中的糖分，從而使血糖升高的風險增大。

(4) 小心烹飪

蔬菜通常生吃最有營養，所以不能炒得太過。但一個例外是番茄。番茄在加熱（打破番茄細胞壁）之後，番茄中含有的可防癌的番茄紅素反而更容易被人體吸收。

03 肉類：蛋白質和能量的主要來源

最近幾年，關於肉食的負面報導越來越多，先是食品安全方面出現了口蹄疫、瘋牛病、禽流感等事件，接著在營養方面「天天吃紅肉容易得腸癌」的相關報導又出現在各大報章，營養學家們也總是警告「人類吃肉太多」。

吃肉的危害真的如此嚴重嗎？有沒有應對的方法呢？

肉是我們在日常飲食中獲得蛋白質和能量的重要來源，它的營養價值和食用價值非同尋常。從營養的角度來看，肉類是胺基酸、維生素和礦物質很好的來源。

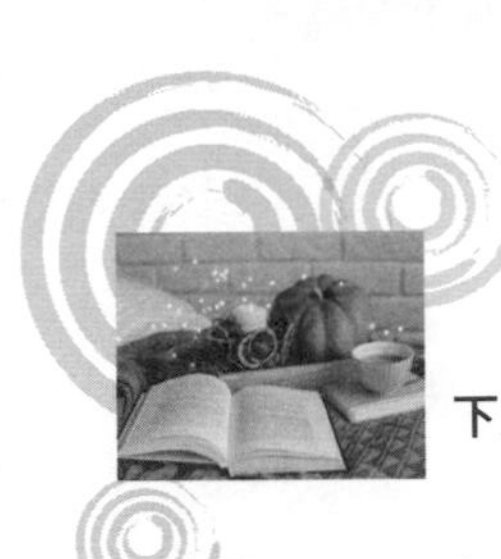

肉類食品可以向人們提供相當多的蛋白質。動物蛋白質屬於優質蛋白質，因為它的8種胺基酸的含量和比例與人體需要非常接近，且有很高的吸收利用率。

肉類食品能提供人體每天必須的60～70克脂肪，而同樣多的脂肪則需要5公斤的植物性食品才能獲得。肉類能提供除鈣質以外的所有礦物質，而且是其最好的來源。

營養學家指出，吃肉時應遵循一條重要的原則：畜肉不如禽肉，禽肉不如魚肉。鵝、鴨脂肪含量雖不少於畜肉類（豬、牛、羊等），但其化學結構接近橄欖油，不僅無害且有益心臟。雞肉是蛋白質的最佳來源，兔肉可美容減肥，魚肉可健腦護心，堪稱肉食中的佳品。

按照合理的飲食標準，每人每天平均需要動物蛋白44～45克。這些蛋白除了從肉中攝取外，還可以透過牛奶、蛋類等補充。因此，每天最好吃一次肉菜，而且最好在午餐時吃，肉量以200克左右為宜。此外，在早餐或晚餐時補充點雞蛋和牛奶，就完全可以滿足身體一天對動物蛋白的需要了。

在此順便給大家一個小提示：吃肉時應適量吃一點蒜。這是因為雖然在動物肉食品尤其是瘦肉中含有豐富的維生素B1，然而維生素B1在體內停留的時

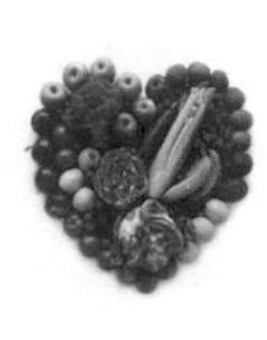

間很短，會隨小便小量排出。在吃肉時吃點大蒜，肉中的維生素B1能和大蒜中的大蒜素結合，這樣可使維生素B1的含量提高4～6倍，而且能使維生素B1溶於水的性質變為溶於脂的性質，從而延長維生素B1在人體內的停留時間。

04 水果：抗癌防衰的神奇「藥物」

在平常的飲食習慣中，如果身體攝入水果的數量太少，會嚴重影響身體健康。水果的價值對於人體的健康是無法估量的。

英國科學家公布的一項研究結果證實，小時候吃水果多的人，長大後患上某些癌症的機率比較低。這項研究對近四千名成年男女進行了醫學調查。研究人員發現，兒童時期的水果消耗量與成年後患癌症的機率成反比關係。小時候吃水果多的成年人，很少會患肺癌、腸癌以及乳癌。這項研究證實，兒童時期的水果攝入量對預防成年後癌症的發生能夠長期起作用。

研究還發現，多吃水果除能減少患癌症外，還能降低各種原因引起的死亡率。水果富含抗氧化劑，一種防止老化的物質，以及維生素和其他營養物質。

這些營養物質均能防止基因發生病變，從而預防了各種疾病的發生。

吃水果時以下幾個方面要注意：

(1)吃水果最好在飯前

在飯前30～40分鐘時吃一些水果或飲用1杯果汁，可使進餐時吸收的熱量比平時減少20％～40％。若每餐攝取的熱量都按這個幅度下降，無疑會具有明顯的減肥效果。

(2)吃水果要洗淨和削皮

目前防治果樹害蟲，大都以噴灑農藥為主，農藥噴灑過的果皮中常常會積存較多的農藥殘留物。若長期食用未清洗乾淨的水果，會使身體裡的有毒物大量增加，輕則會出現嘔吐、腹瀉、厭食、胸悶、皮膚過敏等反應，重則會損傷胃腸，危及人體健康。因此，在吃蘋果、梨等水果時，最好削皮食用。

(3)吃水果注意不能與海產同吃

海中的魚、蝦、藻類都含有大量的蛋白質和豐富的鈣、鐵等礦物質，如果與含鞣酸量較多的水果（如石榴、山楂、柿子、青果、葡萄、酸柚、檸檬、杏、海棠、李子、酸梅等）同食，不僅會降低蛋白質的營養價值，而且還容易使海產中的鈣、鐵與鞣酸結合形成一種新的不容易消化吸收的物質。這種

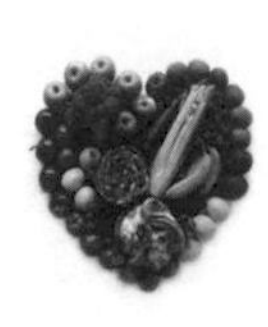

物質能刺激腸胃，引起不適，嚴重者可能發生噁心、嘔吐、腹痛等現象。因此，這些水果不宜與海產同時食用，一般應間隔2～3小時為宜。

05 禽蛋：理想的天然高營養食品

蛋類包括雞蛋、鴨蛋、鵝蛋、鵪鶉蛋等。蛋製品主要是鹹蛋、皮蛋和雞蛋粉等。同肉類和蔬菜類一樣，蛋類及其製品是人們常吃的副食品之一，營養價值較高，方便易得。

蛋類屬於高營養食品，除了抗壞血酸外，蛋中幾乎含有人體必須的所有營養素，且易於消化吸收，是理想的天然食品。各種蛋類在結構與營養成分上大致相同，主要含有豐富的蛋白質、脂肪、維生素和無機鹽。

蛋白質的含量，全蛋約含13％～15％（雞蛋含蛋白質10％～15％），蛋黃水分較蛋清少，因此蛋白質的含量也就相對較高，約高出4％。加工後的鹹蛋和皮蛋，蛋白質含量變化不大，但是雞蛋粉因水分少，蛋白質含量可高達32％～42％。

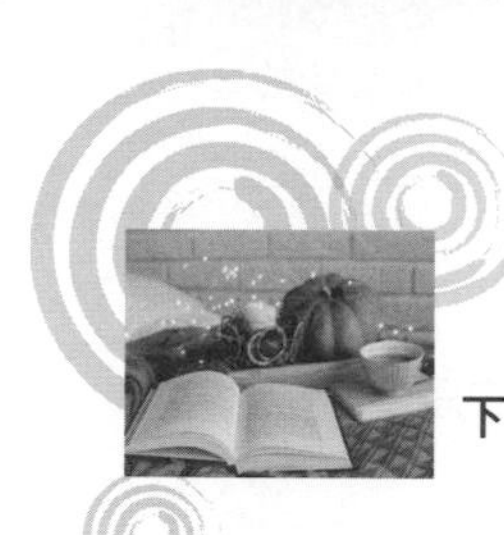

雞蛋中所含的蛋白質是天然食品中最優秀的蛋白質，可供給身體多種必需胺基酸，而且組成比例非常適合人體需要，利用率很高。

蛋類脂肪含量為11%～15%，主要集中在蛋黃內，蛋黃中含脂肪30%，蛋清中幾乎沒有脂肪。蛋類脂肪中不飽和脂肪酸含量較高，如雞蛋脂肪含58%，鴨蛋含62%，因為脂肪溶點低，所以容易為人體消化吸收。

蛋類含有一定量的卵磷脂和膽固醇。蛋黃中含有卵磷脂和膽固醇，膽固醇含量極高，每百克達一千七百毫克，是豬肝含量的7倍，肥豬肉的17倍，黃魚的21倍，牛奶的120倍。為此，雞蛋常被視為導致高血脂、冠心病、動脈粥樣硬化症的主要因素，有人認為患上述疾病的老年人應「禁食雞蛋」。

但是，也有人持有異議，認為雞蛋黃中雖然含有較多膽固醇，但也含大量卵磷脂，卵磷脂對心血管疾病的患者有治療作用，故不同意「禁食雞蛋」的作法。

美國密蘇里州立大學的瑪加烈・弗林博士曾組織了一個專門研究「雞蛋與膽固醇」的小組，對116名32～62歲男性進行了為期半年的實驗。他們先讓受試者3個月不吃任何蛋品食物，測定血清膽固醇含量，然後每人每日加2個雞蛋，3個月後再測膽固醇含量，兩次結果相差不明顯，這說明受試者體內

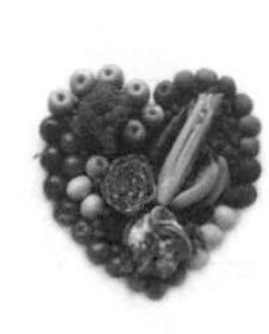

膽固醇的含量不受雞蛋膽固醇的影響。

由此看來，「禁食雞蛋」是不明智的作法。當然，吃過多的雞蛋也不好，一是浪費優質蛋白質，二是蛋白質分解產物增加肝腎負擔。一個人一天吃1～2個雞蛋即可滿足肌體的營養需要。

蛋類中還含有豐富的礦物質，蛋黃中含鈣、磷、鐵較多，維生素也大部分集中在蛋黃內，以維生素A、維生素D、維生素B2為主。

06 魚類：優質的食物蛋白源

中國人自遠古時代起就懂得「靠水吃水」，起先是以魚為捕食對象。漢字的「鮮」，是由「魚」和「羊」組成，魚的鮮美味道就可想而知了。

常見的魚有鯉魚、草魚、鰱魚、鱅魚、鯽魚、青魚、鱸魚、刀魚、桂魚、帶魚、沙丁魚、金槍魚、鯧魚、鯊魚、三文魚、鰻魚、黃鱔、河豚、魷魚等。

魚類富含人體生長發育所需要的最主要營養物質（蛋白質），其所含蛋白質優於禽畜產品，是優質食物蛋白源，而且魚蝦類、爬行類動物的蛋白質更

易消化吸收。魚類的蛋白質包含各種人體必需胺基酸，肉味又鮮美，因此是人類的含有優質蛋白的食物。

各類水產品的營養成分差異不大，其中魚類和中華鱉的粗蛋白含量略高於蝦蟹類，貝類則較低；魚類的粗脂肪含量高於貝類、蝦蟹類和中華鱉。

此外，魚類含人體所需的亞油酸、亞麻酸、花生四烯酸等人體必須的脂肪酸和EPA（二十碳五烯酸）、DHA（二十二碳六烯酸），因此，不僅是優質食物，而且是保健營養品。

EPA和DHA具有很強的生理活性，是人體生長發育所必須的物質，能夠抗血栓，防止血小板聚合，增高高密度蛋白質膽固醇，降低低密度蛋白質膽固醇，從而降低血液黏度，使血壓下降。

所以，EPA和DHA可用於預防和治療心肌梗塞、冠心病、脈管炎、腦動脈硬化等多種疾病。同時，DHA能促進腦細胞的生長發育，經常吃魚類，多吸收DHA，能活化大腦神經細胞，改善大腦機能。

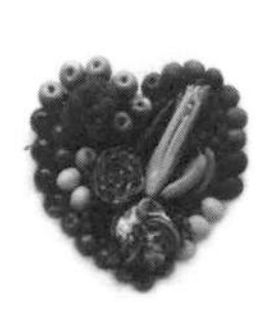

07 菌類：抗輻射和抗癌的食用佳品

野生食用菌是大自然賜給人類的美味佳餚，它味道鮮美、肉質細嫩，自古以來就被人們視為食用佳品。

一九四五年，美國向日本長崎、廣島投放了原子彈後，所有植物基本絕跡，只有一種植物頑強地繼續生長，這就是被稱為「植物之王」的松茸。後來，日本科學家對菌類植物尤其是松茸進行了研究，發現它們具有超強的抗輻射性能力和很強的抗癌功能。於是，一股強勁的食用野生菌熱在日本興起。

近年來，人們也逐漸認識到菌類的價值。這些沒有受過任何污染的純天然食品進入了尋常百姓家，成為人們的日常食品。以下就介紹幾種營養美味的菌類植物。

(1)蘑菇

蘑菇是菌類中的名門望族，種類多種多樣，其中已被我們了解和利用的不過20%。不同種類的蘑菇往往擁有不同的顏色和外貌，形狀各異，十分惹人喜愛。蘑菇營養豐富，味道鮮美可口，是居家及筵席上的珍品，深受世界各國人們的喜愛，西方人更稱之為「上帝的食品」，是國際上公認的保健食物

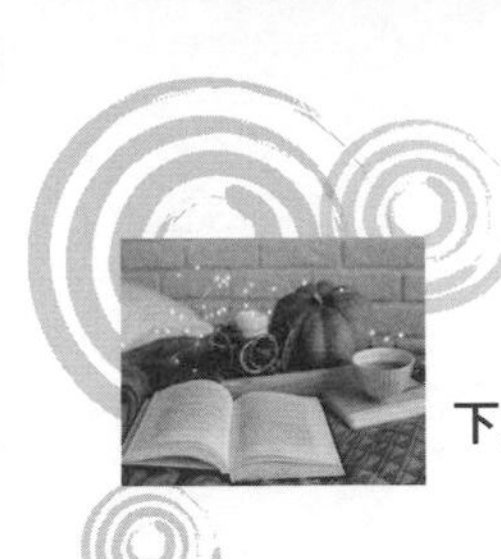

和增智良品。

現代研究證明，蘑菇是高蛋白、低脂肪、低熱量、高纖維素的食品，既適合兒童生長發育期食用，又適合患有高血壓、高血脂的中老年人食用，而且它含有一種抑制腫瘤生長的物質，有明顯的抗癌作用，對肺癌、皮膚癌患者尤其有益。

(2)香菇

含有豐富的鉀、鈣等，還含有核糖類物質。可抑制肝臟內膽固醇的增加，促進血液循環，有降低血壓、滋養皮膚等作用。此外，還有良好的抗癌和預防流感的作用。

(3)金針菇

含有蛋白質、脂肪、粗纖維、多種維生素、胡蘿蔔素和人體所需的8種胺基酸等有益成分，含鋅量也較高，有促進兒童智力發育和健腦的作用。由於它能抑制癌細胞的生長，所以也可用於各種早、中期癌症的治療。

(4)猴頭菇

猴頭菇含有17種胺基酸和豐富的多糖體和多酞類物質，助消化，對胃癌、食道癌等消化系統癌症有特殊的療效。

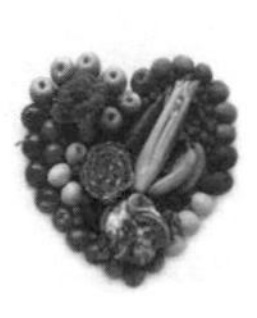

(5)黑木耳

黑木耳可以降低血液黏度，吃後人不容易得腦血栓、老年癡呆，也不容易得冠心病。動物和人體實驗都證明，用5～10克黑木耳就能降低血黏度和膽固醇。

現在不少人得老年癡呆症，大多數是因為血黏度太高引起很多細小的微血管或小動脈堵塞造成的。吃黑木耳可降低血液黏度，一天5～10克，一天吃一點，做湯做菜都可以。

08 堅果：護心護腦的好食物

堅果是好東西，中國人尤為愛食，最典型的例子就是「臘八粥」。臘八這天，人們用糯米、花生仁、蓮子、黃豆、赤豆、綠豆、白果、紅棗等乾果煮成「臘八粥」，味道清香甜美，是極好的冬令佳品。

乾果不僅中國人喜歡，外國人也知道它的好處。美國《時代》週刊為我們推薦的10大有益健康的食物中就有乾果。

從人類以打獵採集維生的年代開始，堅果和種仁就一直是我們飲食中重要的一部分。這兩者雖小，卻融蛋白質、脂肪和碳水化合物於一體，並包含了大量的纖維。

堅果和種仁營養豐富，含有多種營養成分，包括維生素B5、維生素B6、葉酸、鎂、鋅、銅和鉀以及多種抗氧化劑。對素食者來說，常吃堅果有助於攝取許多只有從動物性食物中才能攝取到的營養素，以獲得均衡的營養。

常見的堅果包括花生、葵花子、核桃、板栗、杏仁、白瓜子、西瓜子、榛子、腰果、松子和開心果等。堅果熱量雖然高，卻是護心健腦的好食物，應該成為人們日常飲食的一部分。大量研究證實，堅果與種仁可以降低患冠心病的機率，常吃堅果的人不易患心肌梗塞。

此外，堅果和種仁中含有的本酚素可以降低膽固醇，與有益於心臟的維生素E、甜菜鹼有異曲同工之妙。堅果類食物中還含有一種能影響腦部電流活動的礦物質—硼，這種元素會讓人的反應更敏銳。常吃堅果，可收到「齒宜常叩、津宜常咽」之功效，加上堅果本身的營養物質，使人體獲得固齒、補益、養身的效果。

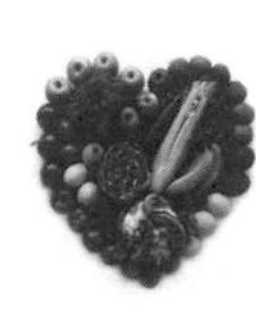

09 乳製品：完全營養食品

牛奶以及乳製品對於每一個人來說都很重要，它是提供優質蛋白質的食物，具有人體必須的微量元素和胺基酸。有人說：外國人大多高大強壯，不是因為飯吃得多，也不是因為肉吃得多，而是因為牛奶喝得多。

牛奶的營養價值高，含有優質的蛋白質和容易被人體消化吸收的脂肪及鈣、維生素A和維生素D，可以補虛損，益肺胃，生津潤腸，是廣大群眾喜愛的食品。新鮮牛奶可以充分提供人體所需要的各種營養成分。

新鮮牛奶中含有豐富的蛋白質以及多種維生素和礦物質，還有充足的脂肪、乳糖，其營養價值是其他的自然食品無法比擬的，人們又稱它為「完全營養食品」。因此，建議人們每日飲用一杯新鮮奶，為肌體補充必要的營養。

牛奶一般要溫熱飲用，飲用牛奶的最佳時間是晚上入睡前，此時飲用牛奶既可以促進睡眠，又會使牛奶的防病功效得到更好地發揮。

牛奶是乳牛的乳汁，營養豐富，飲用價值很高，還可以製成優酪乳、乳酪、奶油等。

優酪乳是牛奶經過發酵製成的，口味酸甜細滑，營養豐富，是一種「功能

獨特的營養品」，能調節肌體內微生物的平衡。和新鮮牛奶相比，優酪乳不但具有新鮮牛奶的全部營養素，而且更容易被消化吸收。

乳酪是牛奶經濃縮、發酵而成的乳製品。它基本上排除了牛奶中大量的水分，保留了其中營養價值極高的精華部分，被譽為乳品中的「黃金」。每公斤乳酪製品濃縮了10公斤牛奶的蛋白質、鈣和磷等人體所需的營養素，獨特的發酵製法使其營養的可吸收率達到了96%~98%。

10 豆製品：腸胃的健康「衛士」

豆類的營養價值非常高，我國傳統飲食講究「五穀宜為養，失豆則不良」，意思是說五穀是有營養的，但沒有豆子就會失去平衡。

西方營養學家研究證實，中國、日本等亞洲國家乳癌、直腸癌發病率明顯低於西方國家，這與亞洲國家常食大豆及其豆製品有關。大豆中含有一種抗癌活性物質——異黃酮，其中2/3為三羥異黃酮類，對強致癌物——苯並芘和甲基苯蒽等，均有明顯抗誘變作用，對乳癌和大腸癌有較強的抑制作用。因此，

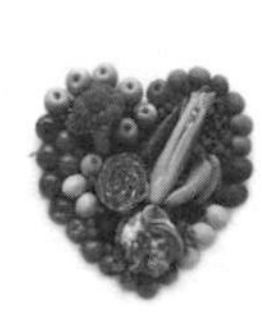

提倡人們多吃些大豆及其製品，以維護身體的健康。

現代營養學也證明，保持每天食用豆類食品的習慣，只要兩週的時間，人體就可以減少脂肪含量，增強免疫力，降低患病的機率。

豆子的種類非常多，每種所含的營養成分和食療作用都各不相同。除了紅豆、綠豆、黃豆等常見的豆子外，現在超市里賣的還有豌豆、豇豆、芸豆、鷹嘴豆等。平時多吃幾種豆，了解每種豆子的營養價值，選擇適合自己的豆子，更有利於身體健康。

大豆及其製品經微生物作用後，消除了抑制營養的因子，產生多種具有香味的物質，因而更易被人體消化吸收，更重要的是增加了維生素B12的含量。

豆類植物是腸胃的健康「衛士」，多吃豆類植物有利於胃腸道的消化和吸收，也可潤澤皮膚，而毛豆中的黃酮物質則可防止人體老化。豆類植物也是植物雌激素含量最高的食物之一，尤其對於女性的健康有重要作用。

人們在食用豆類時，必須注意不能生吃。很多豆類如鮮芸豆、秋扁豆等都含有毒素，因此我們在吃豆類食物時，務必煮熟燒透後食用。

11 黑米的保健功效

黑米外部的皮層中含有花青素類色素，這種色素本身具有很強的抗衰老作用。研究證實，米的顏色越深，表皮色素的抗衰老效果越明顯，因此，黑米色素的作用在各種顏色的米中是最強的。此外，這種米中還富含黃酮類活性物質，是白米的5倍之多，對預防動脈硬化有很大的作用。

另外，黑米中含有較為豐富的膳食纖維，澱粉消化速度慢，血糖指數為55（白飯為87），因此，吃黑米不會像吃白米那樣造成人的血糖劇烈波動。黑米中的鉀、鎂等礦物質還有利於控制血壓、減少患心腦血管疾病的風險。糖尿病患者和心血管疾病患者可以把食用黑米作為膳食調養的一部分。

為了更多地保存營養，黑米多半在脫殼之後以「糙米」的形式直接食用。這種口感較粗的黑米最適合用來煮粥。煮粥時，為了使它較快地變軟，最好預先浸泡一下，讓它充分吸收水分。為了避免黑米中所含的色素在浸泡中溶於水，泡之前可用冷水輕輕淘洗，但不要揉搓；泡米用的水要與米同煮，不要丟棄，以保存其中的營養成分。

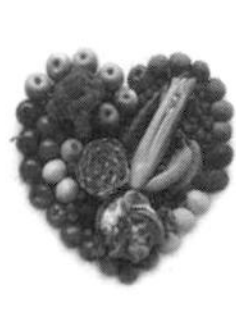

12 糯米的保健功效

糯米性味甘溫，有補益中氣、暖脾胃、止腹瀉的作用，對脾胃氣虛、便溏泄瀉，體質虛弱者最為適宜。糯米對下面幾種情況都比較適用：

(1)身體疲乏

病後精神體力久不復元，身疲乏力，或平素體質虛弱，經常感到頭昏眼花者，在藥物治療的同時，經常食用糯米紅棗粥，可加快身體的康復。

(2)勞累過度

用黃酒1000克、糯米500克、雞蛋2個一起放在碗中隔水蒸熟，每日分多次食用，對恢復體力、消除疲勞有顯著效果。產婦及身體虛弱者，用糯米酒適量放碗中，加1個雞蛋共燉，其補養氣血及強壯功效尤佳。

(3)脾虛泄瀉

用糯米配用紅棗、蓮子、山藥煮粥，加適量紅糖食用，有一定療效。脾胃虛寒者，常吃糯米粥或糯米紅棗粥，也有一定作用。

(4)夜間盜汗

可用豬肚1個，糯米500克，將糯米水浸半小時後放入豬肚內，用線紮好，

置鍋中燉熟。吃豬肚喝湯，而糯米則曬乾搗碎，分10次煮粥食。此方有補氣、斂汗之功效。

值得一提的是，雖然糯米有益氣血、補脾胃等功效，然而因其性質黏滯而溫，多吃易發溫熱、生痰。

因此，發熱、咳嗽痰黃或稠、黃疸、泌尿系統感染以及胸腹脹悶者不宜多食。

13 粥的保健功效

粥是國人百食不厭的養生之品。粥不僅味道鮮美、潤喉易食，而且營養豐富又易於消化，實在是養生保健的佳品。而且，經常喝粥可使胃口得到有效地調節，增進食欲，補充身體所需的水和多種營養成分。

經常喝粥使腸胃得到滋養，但卻不會增加消化系統的負擔，不會導致肥胖。晚間喝粥，還有助於人安眠，其保健價值與喝牛奶相當。不僅如此，食粥對於其他各種疾病的治療也能夠產生輔助的作用。總之，食粥能夠保健養

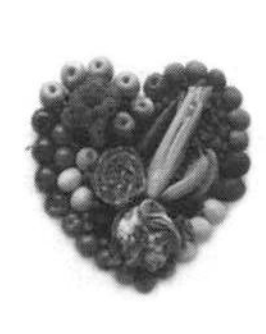

生，使人延年益壽。

但是，喝粥根據季節的不同也是很有講究的：

(1)春季喝粥，重在養肝

春天是萬物齊發的季節，人體各臟器的活動也開始逐漸頻繁了起來，這時候也是肝旺之時，此時注意保養肝臟就可以避免暑期的陰虛，但又要避免過於補肝而肝火過旺，這時用喝粥來養肝是最合適不過的了。下面是三款春季養肝粥：

A枸杞粥：

枸杞50克，米120克，將米煮成半熟時加入枸杞，煮熟即可食用，可保肝護肝，促使肝細胞再生，並能緩解頭暈目澀、耳鳴遺精、腰膝酸軟等病症。

B豬肝綠豆粥：

用新鮮豬肝150克，綠豆80克，米150克，食鹽、雞精粉各適量，將綠豆、米同煮，煮沸後改用小火慢熬。煮至八分熟之後，將切條狀的豬肝放入鍋中一起煮，熟後加調味品即可。此粥能夠清熱明目、美容潤膚，尤其適合視力減退、視物模糊的人飲食。

C決明子粥：

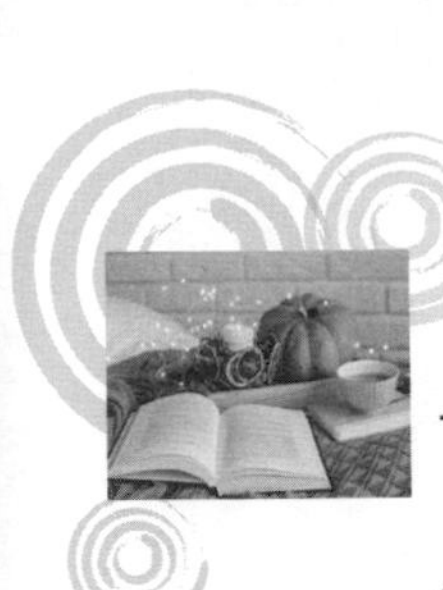

炒決明子20克，米120克，冰糖少量。將決明子加水煎煮取汁，然後和米同煮，成粥後加入冰糖即成。食用此粥可以清肝、明目，並對於高血壓、高血脂、習慣性便祕等症有較好的治療效果。

(2)夏季喝粥，解暑利胃

夏季喝粥重在健脾利濕、開胃消食、護養脾胃、補充人體因氣候炎熱而丟失的水分。可多喝綠豆粥、荷葉粥、蔥花皮蛋粥等。

A綠豆粥：

綠豆100克，白米100克，加水煮粥。綠豆味甘、性涼，有清熱解毒、消暑止渴、清心瀉火之功效。

B荷葉粥：

用乾荷葉1片、蓮子250克、白米2小杯，將乾荷葉洗後剪成小片，加水熬湯汁，10分鐘後去渣取汁。將白米和蓮子洗淨後放入汁中煮沸，後轉小火煮至米粒熟軟即可。此粥可以清暑解熱、補脾健胃、調理胃火升旺，對暑熱、食欲不振、失眠多夢功效顯著。

C蔥花皮蛋粥：

皮蛋2個，白米2杯，蔥2株、鹽2小匙。作法是將白米洗淨，加水以大

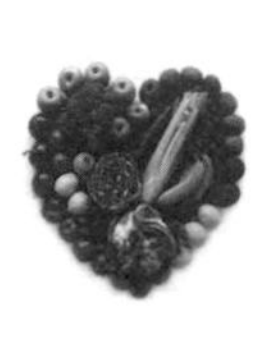

火煮沸後轉小火煮至米粒熟軟；將皮蛋剝殼切成8塊，加入鍋中煮約5分鐘，加鹽調味，撒上蔥花續沸即成。此粥含有豐富的維生素E，能夠使皮膚在炎熱的夏季仍保持光滑紅潤。

(3)秋季喝粥，潤燥益氣

秋季由熱轉寒，陽消陰長，所以養生保健必須遵循「養收」的原則，食用粥類時重在潤燥益氣，實現健脾補肝清肺。這時可做梨粥、芝麻粥、胡蘿蔔粥等。

A梨粥：

梨2個，洗後連皮帶核切碎，加白米100克，和水煮粥食用，可潤燥去火，是適宜秋季常食的保健食品。

B芝麻粥：

芝麻60克，炒熟研成細末，將白米120克煮熟後，拌入芝麻同食，可治療便祕、肺燥咳嗽、頭暈目眩等症。

C胡蘿蔔粥：

將胡蘿蔔用素油煸炒，加白米和水煮粥即成。由於胡蘿蔔中含有胡蘿蔔素，在人體內可轉化為維生素A，經常食用此粥可防止口唇乾裂、皮膚乾燥。

(4)冬季喝粥，增強體質

冬季氣候寒冷，人的熱量消耗大，身體的免疫力下降，所以在這個季節胃病、哮喘、肺結核、心腦血管病、糖尿病、高血壓等諸多疾病容易發生或加重。因此，保健就重在補充營養，增強體質，因而需要多喝些營養保健粥。

A雞汁粥：

將母雞洗淨後，除去雞油濃煎雞汁，以原汁雞湯分次同白米煮粥食用，可滋養五臟、補益氣血，適用於年老體弱、氣血虧損引起的衰弱病症。

B羊肉粥：

用精羊肉切片，同白米以及薑、蔥、鹽等同煮成羊肉粥，早晚食用，有益氣養腎、暖脾護胃的功效。

C牛乳粥：

將白米煮至快熟時，加入新鮮牛奶再煮片刻，用於早餐，可補虛損、潤五臟。

D鯽魚粥：

將鯽魚裝入紗布袋先熬湯，再和糯米同煮成粥食用，可通陽利水、和胃理腸，尤其適宜病後體弱、食欲不佳者食用。

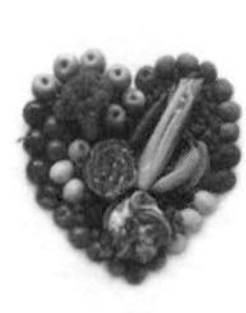

14 棗的保健功效

棗，在不少人心目中，並不算水果。因為最為人熟悉的紅棗、南棗等，多用作湯、燉藥材。其實新鮮摘下的棗不但味道鮮美，而且營養價值也很高。棗是一種滋補性很強的食品，它含豐富蛋白質、糖分等。最出人意料的是，其維生素C含量比檸檬高10倍。鮮棗如此，乾棗的營養價值也很高，因為其中有一種特別成分，可減少維生素C的損耗。

棗有大棗、紅棗、南棗幾種，它們多少總有不同。論營養，幾種棗相差不大，但細分則有別。大棗和胃寬中之效最明顯，紅棗則補血力最強，但也較燥，而南棗則偏於養陰補血。有些人說，紅棗燥，所以煮時要去核，但其實即使去核，紅棗依然比較燥。有一條慢性肝炎方，用紅棗煮雞骨草（或溪黃草）和土茵陳，一溫一涼，正好中和，但依然不宜過多飲用。

15 杏仁的保健功效

杏是我國北方常見的水果，它的種仁——杏仁是可以藥食兼用的保健佳

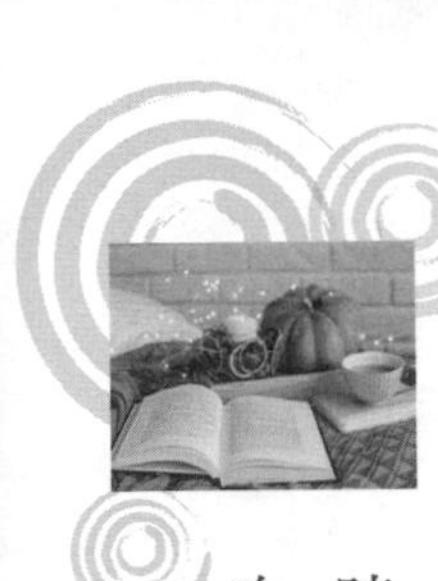

品，進入人們生活已有長達二千多年的歷史。

杏仁藥用的歷史最早記載於《神農本草經》：「治咳逆上氣雷鳴，喉癢，下氣，產乳金瘡，寒心奔豚。」中醫藥名著《本草綱目》中總結出杏仁有3大功效：「潤肺也，消積食也，散滯氣也。」

按照中醫學的理論，「杏仁性味苦、辛，入脾、肺、大腸經。辛則散神、苦則下氣、潤則通便養顏、溫則宣滯行痰。」

因此，杏仁有發散風寒之能、下氣治喘之力。很多中藥方劑，如杏蘇散、杏滑石湯、羚羊清肺丸，及目前醫藥中廣泛使用的感冒退熱沖劑中，都含有杏仁的成分。

16 蜂蜜的神奇功效

過去人們習慣用藥材燉肉類，這樣當然有不錯的效果，但卻要花費不少的時間，而並不是所有的人都那麼有空閒。現在就給大家推薦一種既有營養，吃起來又方便的滋補品——蜂蜜。

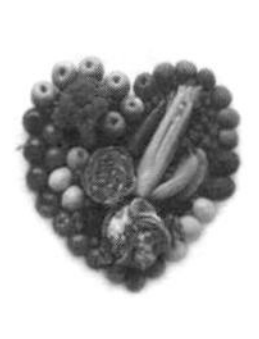

蜂蜜品琳琅滿目，有蜂蜜、鮮蜂王漿、蜂花粉、蜂膠等多種種類。

(1)蜂蜜

這是最傳統的、無污染的綠色食品。據研究，它含有10種維生素、12種礦物質、16種酸類，有殺菌、造血等多種功能。蜂蜜因其花種不同而功能各不相同，如棗花蜜養胃補虛、平衡陰陽；洋槐蜜養心補腎、護膚美容；黨參蜜補血健腎；柑桔蜜醒酒利尿。

(2)鮮蜂王漿

鮮蜂王漿是一種乳白色物質，酸、甜、澀、辣味一體，構成了其獨特的質味。冷凍保鮮的蜂王漿便稱為鮮蜂王漿。蜂王漿因其來自於大自然植物精華，含有70餘種營養素，營養價值非常高。它含有大量的抗衰老物質，對各類肝病、糖尿病等多種疾病有一定療效。

(3)蜂花粉

蜂花粉又稱為可吃的化妝品。它有低脂肪、高蛋白、全營養、純天然等特點，含有人體需要的各種胺基酸、維生素、80餘種活性酶等。

目前蜂花粉的種類有多種，如茶花花粉、黨參花粉、蕎麥花粉、油菜花粉等。茶花花粉屬美容花粉；黨參花粉有很好的滋補性能；蕎麥花粉含有雲香

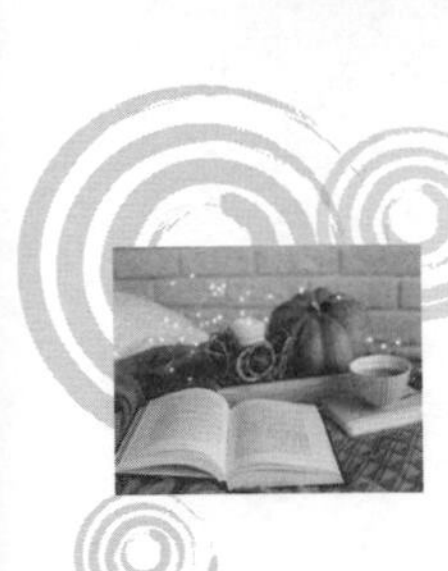

苷類物質，對心血管疾病、促進創傷組織癒合以及抗癌都有輔助性的效果；油菜花粉因其黃銅醇和元花青素含量較高，故對動脈粥樣硬化、靜脈曲張、潰瘍有顯著療效，同時能增強微血管彈性，預防腦中風等。

(4)蜂膠

又稱皮膚健康之寶，它對皮膚瘙癢症、神經性皮炎等有一定的療效，能抗菌消炎、改善皮下組織血液循環、還可以治療牛皮癬等。

17 芝麻的保健功效

自古，芝麻就被當作「仙家」食物。據《神農本草經》記載：芝麻「補五臟，益氣力，長肌肉，填腦髓，久服輕身不老。」現代醫學也對芝麻的抗衰老作用給予了證實。

據分析，每百克芝麻中除富含蛋白質、脂肪、鈣、磷、鐵等，還含有芝麻素、花生酸、棕櫚酸、卵磷脂、芝麻酚、油酸、維生素A、維生素B、維生素D、維生素E等營養物質。

常吃芝麻可以抑制色素斑的形成，使皮膚保持柔嫩、細膩和光滑。它還能

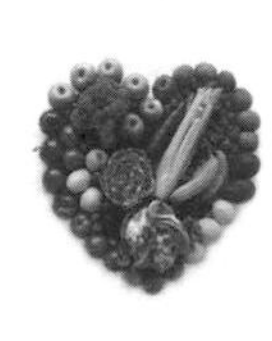

清除細胞內衰老物質「自由基」，延緩細胞的衰老，保持肌體的青春活力。

芝麻還能強壯心腦血管。芝麻油的主要成分是被譽為「血管清道夫」的亞油酸、棕櫚酸等不飽和脂肪酸，它們能促進膽固醇代謝，清除血管壁上的沉積物，使血管保持「年輕」。

此外，芝麻中鐵的含量非常豐富，比同量菠菜所含的鐵多3倍，故在治療缺鐵性貧血方面，芝麻是任何食物所無法比擬的。

芝麻為天然綠色食品，味道極佳。剛開始時，每天可取20克黑芝麻炒過後食用，爾後慢慢地增加到40克。

如此吃過2個星期後，便會發現皮膚呈現出不同於以往的光澤。持續這種食療法2個月後，乾裂、粗糙的皮膚就會變得柔軟、細膩而富有彈性了。

18 螺旋藻的保健功效

螺旋藻是迄今為止發現的營養最全面的食物，日本為世界最長壽的國家之一，這與日本人的飲食習慣有著密切的聯繫，日本人的螺旋藻食用量世界第

一，平均每人每天7克。

螺旋藻含有豐富的D-甘露糖、D-葡萄糖、D-半乳糖等多種物質。螺旋藻多糖，能促進胸腺皮質度增加，增強骨髓細胞的增殖活力，促進胸腺、脾臟等免疫器官的生長，同時有效地促進T淋巴細胞生成。

螺旋藻多糖硫酸脂是天然肝素物質，能促進血清蛋白質合成；多糖物質不僅能提高淋巴細胞活性，抑制腫瘤，還對造血損傷有保護作用，可以提高血漿中超氧化物歧化酶（SOD）的含量，減輕放化療產生的毒副作用。

19 海帶的神奇功效

海帶是一種營養價值較高的蔬菜，它的營養保健作用已受到許多科學工作者的重視。之所以會這樣，原因在於它的營養價值對人體健康的重要意義。

(1)預防便祕，促進排便

海帶中含有可溶性膳食纖維藻膠，藻膠可以吸收水分，使大便軟化，從而有促進排便的作用。

(2)防治甲狀腺機能障礙

海帶中含有豐富的碘。碘是人體甲狀腺素的主要成分，如果人體長時間缺

碘，甲狀腺的功能就會受到破壞，從而導致甲狀腺疾病。

(3)防治高血壓和動脈硬化

如果人體缺碘，甲狀腺分泌減弱就會使碳水化合物、脂肪氧化不充分，在體內形成脂肪和膽固醇，導致人體發胖或動脈硬化。海帶可以阻礙人體吸收膽固醇，產生降低膽固醇的作用。

(4)增加血液和防止血液凝固

海帶中鐵和維生素B12的含量豐富，兩者都是造血的重要物質。海帶還含有一種可降低血液黏性的物質，因此既能補血又能防止血液凝固。

(5)平衡鈉攝入量

海帶含豐富的鉀，鉀有平衡鈉攝量過多的作用

(6)防治癌症

海帶中鈣含量豐富，鈣可防止血液酸化而有利於防止癌症的發生。

綜上所述，海帶不愧為「長壽菜」，要想健康長壽，就得常吃海帶。

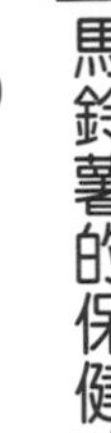

20 馬鈴薯的保健功效

(1)營養豐富

馬鈴薯中的蛋白質比大豆還好，最接近動物蛋白。馬鈴薯還富含色氨酸和賴氨酸，這是一般糧食所不可比的。馬鈴薯中鉀、鋅、鐵的含量也非常豐富。所含的鉀對腦血管破裂可產生預防作用。它所含的蛋白質和維生素C，均為蘋果的10倍，維生素B1、維生素B2、鐵和磷含量也比蘋果高得多。從營養角度看，它的營養價值相當於蘋果的3.5倍。

(2)和胃健脾

馬鈴薯有和胃、調中、健脾、益氣的作用，對習慣性便祕、熱咳、胃潰瘍及皮膚濕疹也有治療功效。馬鈴薯所含的纖維素細嫩，不會刺激胃腸黏膜，有解痛及減少胃酸分泌的作用。常食馬鈴薯已成為防治胃癌的輔助療法。

(3)利於減肥

馬鈴薯的脂肪含量低，所產生的熱量也比較低。如果把它作為主食，對減去多餘脂肪會很有效。

(4)防中風

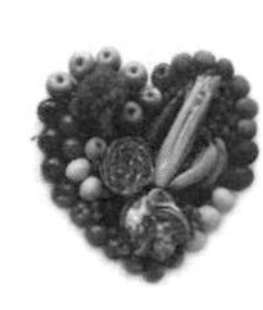

每週平均吃上五、六個馬鈴薯，患中風的危險性可減少40%，而且沒有任何副作用。

21 豆類蔬菜的保健功效

豆類蔬菜主要包括豇豆、豌豆、扁豆、刀豆等，大部分人只知道它們具有豐富的營養，卻不知道它們還具有重要的藥用價值。

中醫認為，豆類蔬菜的共性是性平、有化濕補脾的功效，特別適合脾胃虛弱的人。但是，根據種類的不同，它們的食療作用也有所區別。

(1)豇豆

也就是常說的長豆角。它除了有和胃、健脾的作用外，最重要的是能夠補腎。李時珍曾稱讚它能夠「理中益氣，補腎健胃，和五臟，生精髓」。此外，多吃豇豆還能治療打嗝、嘔吐等症。小孩食積、氣脹的時候，取適量生豇豆，細嚼後嚥下，可以產生一定的緩解作用。

(2)豌豆

豌豆性平、味甘，常吃能夠補中益氣、利小便。適用於脾胃虛弱所導致的食少、腹脹等症狀。

(3)扁豆

扁豆對由脾胃虛弱導致的食欲不振、嘔吐、腹瀉、女性白帶等症狀，可以產生一定的治療效果。女性可以將扁豆炒熟成末，每次6～12克，用糯米酒或溫水送服，能夠緩解白帶多的症狀。糖尿病患者由於脾胃虛弱，經常感到口乾舌燥，平時最好多吃扁豆。

(4)刀豆

味甘、性溫，具有暖脾胃、下氣、益腎、補充元氣的作用。適用於氣滯、打嗝、胸悶不適、腰痛等症狀。嫩刀豆用來煮食或製成醬菜，不僅味道鮮美，還有溫補的作用；老刀豆則對打嗝的治療效果最好。

22 黃豆芽的保健功效

研究證實，黃豆雖然含有豐富的蛋白質，但由於它含有胰蛋白酶抑制劑，

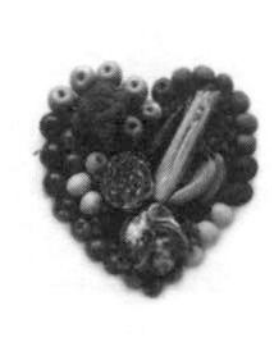

使它的營養價值受到限制，所以人們提倡食用豆製品。

黃豆在發芽過程中，上述物質大部分被降解破壞，使其蛋白質的利用率較黃豆提高10％左右，另外，黃豆中含有的棉籽糖、水蘇糖等寡糖不能被人體吸收，且易引起腹脹，而黃豆在發芽過程中，這些物質急劇下降乃至全部消失，這就避免了吃黃豆後產生腹脹的現象。

黃豆在發芽過程中，由於酶的作用，更多的礦物質元素（鈣、磷、鐵、鋅等）被釋放出來，這又增加了黃豆中礦物質的人體利用率。黃豆發芽後，除維生素C外，維生素B2增加2～4倍，尼克酸增加2倍多，胡蘿蔔素可增加1～2倍，葉酸也成倍增加。黃豆生芽後天門冬氨酸急劇增加，所以人吃豆芽能減少體內乳酸堆積，使疲勞得以消除。

豆芽中還含有一種叫硝基磷酸酶的物質，這種物質能有效地抗癲癇和減少癲癇發作。近年發現豆芽中含有一種干擾素誘生劑，能誘生干擾素，增加體內抗病毒、抗癌腫的能力。

與黃豆一樣，黃豆芽也有利尿解毒之效。如因熱症致口乾舌燥，咽喉疼痛，或是乾咳黃痰，兩肋刺痛，小便少而金黃、大便不暢，且本身體熱者，不妨買黃豆芽500～1000克，加入陳皮適量，用大量的水，大火煎4～5小時後

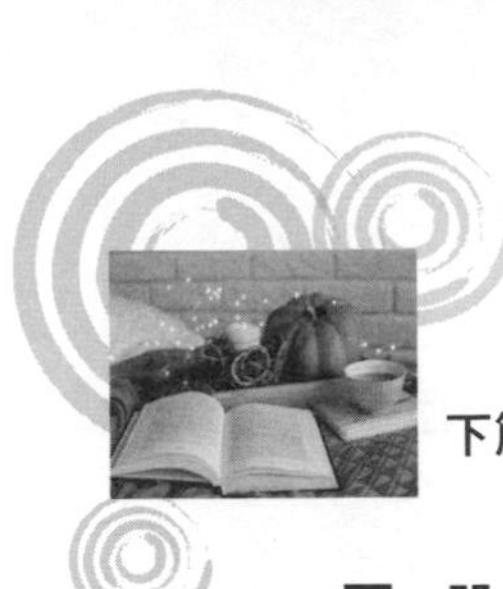

飲用，能產生清肺熱、除黃痰、利小便、滋潤內臟的療效。

23 豬蹄的保健功效

豬蹄中含有豐富的膠原蛋白質，脂肪含量比肥肉低，並且不含膽固醇。另外，豬蹄還含有一定量的鈣、磷、鐵和維生素A、維生素B、維生素C等營養物質。豬蹄中的蛋白質，水解後所產生的天冬氨酸、胱氨酸、精氨酸等十一種胺基酸的含量及營養價值，能與熊掌媲美。

研究證實，缺乏膠原蛋白不但可導致「膠原性疾病」，更會使代謝功能減弱，細胞的可塑性亦隨之衰減，造成老年人的各種器官萎縮，彈力下降，皮膚和黏膜出現乾燥、起皺等脫水現象，進而使人體衰老加速。

豬蹄中所含有的大量的膠原蛋白，維生物大分子組成的膠類物質，是構成肌健、韌帶及結締組織最主要的蛋白質成分，占人體總蛋白質的1/3。人稱膠原蛋白為骨骼中的「骨骼」，是很有道理的。

豬蹄對於經常性的四肢疲乏、腿部抽筋、麻木、消化道出血、失血性休克

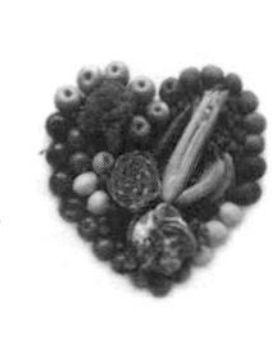

及缺血性腦病患者都有一定的輔助療效，適用於大手術後及重病恢復期間的老人食用。

豬蹄有助於促進青少年生長發育和減緩中老年婦女骨質疏鬆的速度。

24 魚油的保健功效

科學研究證實，動物脂肪含有較高的飽和脂肪酸和膽固醇，但唯獨魚油例外，它所含的膽固醇極少，而不飽和脂肪酸量高。因此，它被人們稱之為「長壽油」。

沿海地區發現，吃魚多的漁民患冠心病的人極少。專家們稱，這主要是魚油起的作用。

營養學家認為，其他動物脂肪多為飽和脂肪酸，可以使人的膽固醇增高，促使動脈硬化而引起冠心病。

而魚油所含不飽和脂肪酸高達70%~80%，具有很好的降膽作用。

為此，在平常的飲食當中，應多吃一些魚油。

25 調味品的神奇功效

我們身邊那些最不起眼的調味食品，其實其功能不止是調味那麼簡單。除了含有豐富的營養，它們還是最為天然和有效的治病「高手」。

(1)胡椒

營養功效：

健胃，增加食欲，促進血液循環。

解毒消炎。

夏天袪暑，冬天則袪寒通氣。

健康療法：

暖胃——胡椒粒1把，生薑5片，棗5枚一同煎水服用。

禁忌：

胃痛和消化不良時不宜進食。大量或長期食用會刺激胃黏膜。

陰虛有火，大便祕結，孕婦及痔瘡患者都不宜食用。

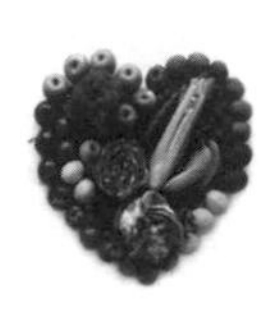

(2)辣椒

營養功效：

富含維生素A、維生素C。

散熱，加速血液循環，並能驅寒除濕，能治療胃腹冷痛，嘔吐瀉痢等。

開胃，促進胃酸分泌並加速新陳代謝，利於減肥。

健康療法：

治頭痛、食欲不振—將茶葉和辣椒各50克，以及適量胡椒、鹽混合後放瓶內封口，靜置半月即可食用。

禁忌：

胃痛或消化不良，應盡量避免進食。

高血壓，肺結核患者應少吃。患口腔炎、咽喉炎、胃潰瘍、痔瘡等，都不宜進食。

(3)蔥

營養功效：

預防癌症。

能促進消化，健胃。

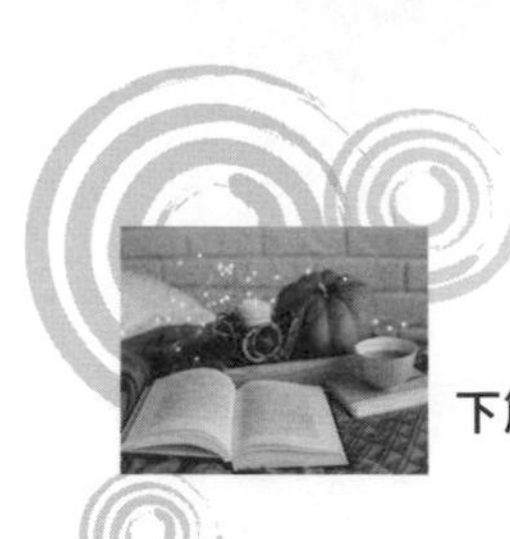

治風寒感冒，殺菌。

健康療法：

治感冒—蔥白5～8段，加生薑3片，煮成稀粥趁熱服食。能刺激汗腺，發汗，適於剛患感冒時。

禁忌：

不可與蜂蜜一同食用。

腎臟疾病患者也應減少食用。

(4)蒜

營養功效：

降低膽固醇。蒜中含有的大蒜素能減少血液凝固，從而降低血管閉塞的機會。此外，大蒜素還有助抗血脂，包括膽固醇及甘油三酯，降低患上動脈粥樣硬化、冠心病、心肌梗塞的機率。

預防癌症。可防治癌細胞生長，降低患腫瘤的機會，對腸道、胃癌的預防功效尤其顯著。

增進食欲和腸道蠕動，並有排氣的功效，對內臟下垂、容易脹氣及低血壓等都有良好效用。

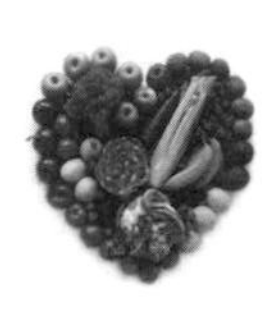

健康療法：

治消化不良—大蒜2個，加生薑2片煮粥。

解毒治痢—3～5個大蒜頭搗爛，加開水送服。

預防流感及降血壓—每早空腹服糖醋大蒜1～2瓣，並連同醋汁飲用，連服10天至兩個星期，能預防流感並對穩定血壓有一定幫助。

禁忌：

消化不良及胃痛者不宜多吃，陰虛火旺者慎用。

接受外科手術前應減少食用，以免阻礙血液凝固和傷口癒合。

(5)洋蔥

營養功效：

殺菌及消炎。

舒張血管，降低膽固醇。能防止血液凝固，降低患血管閉塞及中風的機率。

健脾開胃，治療食欲不振、腹脹等。

健康療法：

降低膽固醇—洋蔥配與肥牛、雞蛋等一同炒食或燉食。

禁忌：

熱病後不宜過量進食。

(6)生薑

營養療效：

擴張血管，加速血液循環，散熱，促進人體的新陳代謝。開胃健脾，並可用於治療胃寒嘔吐。可降低血液中的膽固醇，從而產生降低血壓的功效。

健康療法：

防治感冒—生薑切片，加入適量紅糖煮熱服用。

治療嘔吐—生薑6片加陳皮3塊，一同煎湯熱服。

治療凍瘡—用生薑、辣椒、各4錢及蘿蔔一起燉水，洗患處。

禁忌：

不宜食用過量，否則容易積熱。陰虛內熱者忌服。尤其患有肝炎和痔瘡者，服用時需要特別注意。

(7)豆豉

營養功效：

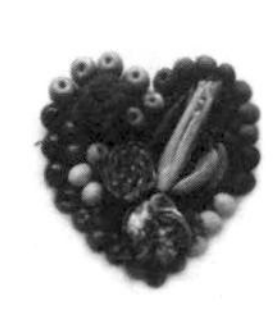

含有豐富的蛋白質，以及維生素B1，維生素B2等。

消滯發汗，驅風散寒。

消除胸悶煩悶，平喘，鎮定神經。

健康療法：

治頭痛—淡豆豉加上生薑，一同煎湯，可以解除感冒引起的頭痛。

治便泌—連鬚蔥白3根，淡豆豉7粒。將蔥白與淡豆豉一起搗爛，貼臍上。

治水腫—精羊肉250克，帶鬚蔥白7根，豆豉1盒，一同煮成粥即可。

禁忌：

高血壓病患者及體質虛寒者不宜進食過量。

(8)八角

營養功效：

散寒止痛。

和胃暖胃，可治療嘔吐、腹脹。

增進食欲。

健康療法：

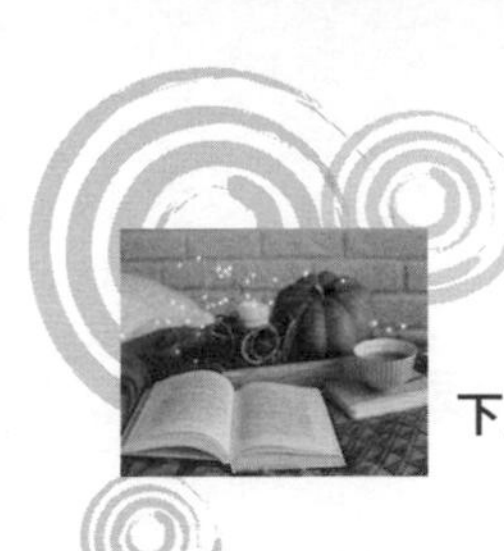

治痛經——將豬肉、調經草及八角、茴香一起用小火燉90分鐘即可。

禁忌：

由於八角屬熱性調味料，陰火旺者須小心食用，多食容易發瘡，不宜過量。夏天也不宜食用。

(9)薄荷

營養功效：

疏風散熱，治頭痛風熱，咽喉疼痛等。

消除胃痛胃寒，刺激胃酸分泌，防治消化不良，並對氣管收縮、氣喘、咳嗽等症狀有緩解作用。

殺菌，尤其對大腸桿菌及金黃色葡萄球菌的殺滅效果顯著。

利尿，多飲有減肥作用。

美容，薄荷茶洗頭可消除頭皮屑，薄荷汁外敷則可使皮膚更光滑。

健康療法：

袪暑熱——將鮮薄荷30克或乾薄荷15克，與50克米一起熬粥，再加入冰糖。

美白——將半顆黃瓜、一個雞蛋白、一湯匙檸檬汁、一湯匙薄荷混在一起

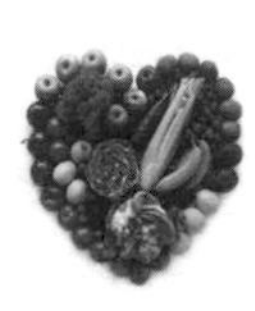

煮成濃湯，冷卻後放入冰箱內冷藏，約15分鐘後取出，均勻地塗抹於面部，15分鐘後再沖洗乾淨。

治咽喉乾渴—將銀花30克，鮮蘆根60克加水500ＣＣ，煮15分鐘，然後加入薄荷10克煮沸，濾出加適量白糖，溫服，每日3～4次，對因風寒引起的咽喉乾渴有很好的療效。

禁忌：

產後切忌進食，否則會導致乳汁分泌減少。

由於薄荷含揮發油，若食用時煮得太久療效會降低。

(10)芫荽（香菜）

營養功效：

促進血液循環。

抗氧化。

健胃消食。

健康療法：

治感冒—用芫荽1把、生薑5片、蔥白幾段燉水服用。

治消化不良—將芫荽1把、陳皮2塊以水煎服；或用芫荽浸葡萄酒可治

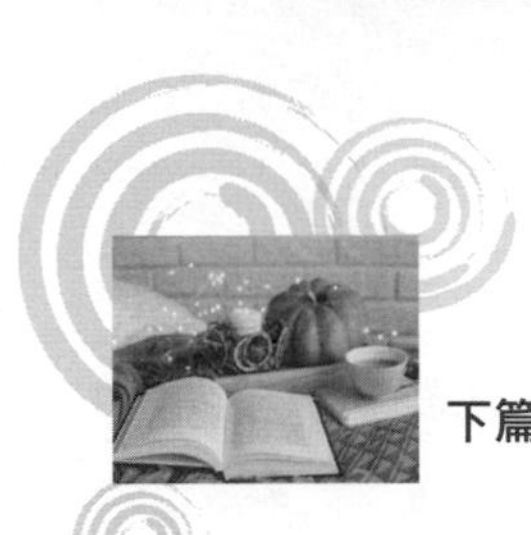

虛寒胃痛。

治風濕及關節痛——將搗爛的芫荽、生薑加入高粱酒炒熱，以紗布包裹，趁熱熨敷。

禁忌：

麻疹已透的患者或麻疹雖未透出而熱毒堵塞者，都不宜食用。

26 香油的保健功效

香油是一種深受人們喜愛的調味品，它不僅味好，而且還有著一定的保健功效。

(1)延緩衰老

香油中維生素E含量豐富，具有促進細胞分裂和延緩衰老的功能。

(2)保護血管

香油中亞油酸、棕櫚酸等不飽和脂肪酸的含量約有40％，容易被人體分解吸收和利用，以促進膽固醇的代謝，並有助於消除動脈血管壁上的沉積物。

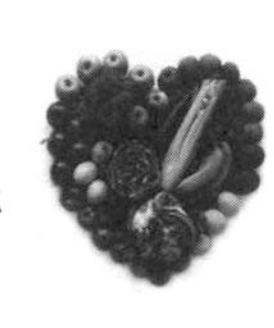

(3)潤腸通便

習慣性便祕患者，早晚空腹喝一口香油，能潤腸通便。

(4)減輕咳嗽

睡前喝一口香油，第二天起床後再喝一口，能明顯減輕咳嗽，持續數天可治癒。

(5)保護嗓子

常喝香油能使聲帶彈性增強，使聲門張合靈活有力，對聲音嘶啞、慢性咽喉炎有良好的恢復作用。

(6)減輕菸酒毒害

經常喝點香油，對於經常抽菸和嗜酒的人來說，可以減輕菸對牙齒、牙齦、口腔黏膜的直接刺激和損傷，減少肺部菸斑的形成，同時對尼古丁的吸收也有相對的抑制作用。飲酒之前喝點香油，則對口腔、食道、胃賁門和胃黏膜產生一定的保護作用。

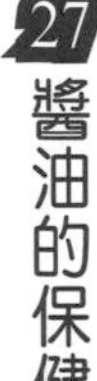

27 醬油的保健功效

在日常生活中，我們所食用的醬油是以小麥、大豆、食鹽及水為原料，經過科學的配製發酵而成的。麥和豆中的成分受麴菌的作用變為糖及微量酸，其中的蛋白質分解成胺基酸及各種有機鹽類，所以醬油具有特殊的鮮味和香氣。

醬油的主要成分為蛋白質、胺基酸類、有機酸、葡萄糖、酯類和維生素B1、維生素B2、煙酸及鈣、磷、鐵、少量甘油和乙醇等。因此，醬油不僅是一種好的調料，而且具有一定的營養價值。

若把醬油加到蔬菜中一起煮，能使蔬菜析出更多的鐵質。因此，在菜中加入醬油調味，對人的健康是非常有益的。

28 醋的保健功效

醋是我們日常生活中非常常見的一種飲食調味品，雖然很普通，卻對人體

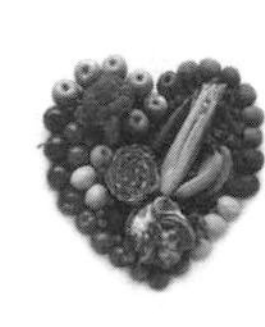

健康非常有益，它有以下多種保健作用：

(1)推遲和消除疲勞

醋含有豐富的有機酸，能促進人體糖的代謝，並使肌肉乳酸和丙酮酸等疲勞物質分解而達到解除疲勞的目的。

(2)調解血液的酸鹼平衡

在飲食中加入一些醋，可產生維持人體內的酸鹼平衡的作用。

(3)幫助消化

醋中的揮發物質及胺基酸等能刺激人的大腦神經中樞，使消化系統各器官分泌大量消化液，使消化功能加強。

(4)預防衰老

醋能抑制和降低人體衰老過程中過氧化脂質的形成，抑制和減少老年斑。

(5)增強胃腸道的殺菌能力

醋有很強的殺菌能力，尤其對葡萄球菌、大腸桿菌、痢疾菌等。因此，對吃了不清潔的食物後所引起的腸胃炎、腹瀉，醋能產生有效的治療作用。

(6)增強肝臟機能

醋含有豐富的醋酸、乳酸、蘋果酸、胺基酸、琥珀酸等幾十種營養物質，

有提高肝功能、解毒及促進新陳代謝等功能。

(7)擴張血管

醋能降低血壓，因為它能把血管內的雜質及膽固醇清除。因此，可防止心血管疾病的發生，並能降低尿糖量，防治糖尿病。

(8)增強腎功能

醋有利尿作用，不僅能防治便祕、尿瀦留，而且能防治腎結石、膽結石、膀胱結石和尿路結石等疾病。

(9)健美減肥

醋中的胺基酸，不但能夠促使人體內過多的脂肪轉變為體能消耗，而且可以使攝入的糖與蛋白質等新陳代謝順利進行，使身體保持均勻的體格而沒有多餘的脂肪積聚，達到健美減肥的目的。

(10)美容護膚

醋中含有的醋酸、乳酸、胺基酸、甘油和醛類等化合物，對人的皮膚有柔和的刺激作用，能使血管擴張，增加皮膚血液循環，並能將皮膚上的一些細菌殺死，產生光潤、清潔皮膚的作用。

＊此外，醋還有其他一些用途：

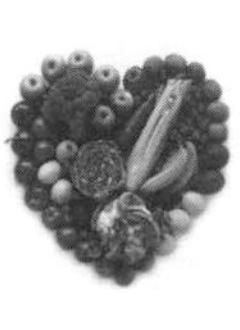

(1)喝點醋，能預防痢疾和流行性感冒。
(2)喝點醋，能醒酒。
(3)魚骨梗喉，吞幾口醋，可使骨刺酥軟，順利嚥下。
(4)發麵時，如多加了鹼，可加些醋把鹼中和，這樣蒸出的饅頭就不會因加鹼過多而變黃變苦。
(5)切過生魚、生肉的菜刀加醋抹一下，可除腥味。
(6)煮排骨時、燉骨頭或燒魚時加點醋，不但能將骨頭裡的鈣、磷、鐵等溶解在湯裡從而被人體吸收，而且還能保護食物中的維生素免被破壞。
(7)燒馬鈴薯或牛肉時加點醋，易燒酥。
(8)老母雞的肉不易煮爛，如在殺雞前給雞灌點醋，煮肉時就容易煮爛。
(9)理髮吹風前，在頭髮上噴一點醋，吹燙的髮式能保持得更長久。
(10)洗頭髮時在水中加一點醋，能夠防止脫髮，並使頭髮烏黑亮澤。
(11)洗滌有色布料時，在水中加一點醋，衣料不易掉色。

＊醋對治療腳氣病很有效：

配方：食醋1000克、明礬50克。

方法：每天用藥水泡腳一次，每次20～25分鐘，連續四天，每次泡完後，

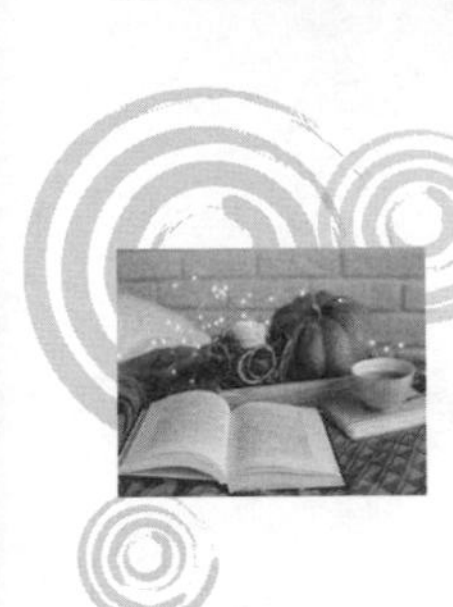

不要用毛巾擦乾而讓起自然乾燥。每隔5～6天，再泡兩天，方法同前。

29 能「年輕」血管的食物

以下幾種綠色食物可使人的血管「年輕」。

(1)茶葉：

含有咖啡鹼和茶多酚，有提神、強心、利尿、消膩和降脂之功。經常飲茶，可防止體內膽固醇含量升高。

(2)大豆：

含有可以降低血液中膽固醇含量的一種物質，因此高膽固醇患者，多食大豆和豆製品很有好處。

(3)生薑：

含有一種含油樹脂，具有明顯的降血脂和降膽固醇的作用。

(4)大蒜：

含揮發性激素，可消除積存在血管中的脂肪，具有明顯的降脂作用，是

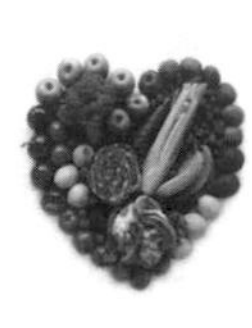

預防高血脂症和動脈粥樣硬化的佳品。

(5)木耳：

含有一種多糖物質，能降低血液中的膽固醇，可減肥。

(6)紅薯：

可供給人體大量的膠原和黏多糖類物質，令動脈血管保持一定的彈性。

(7)山楂：

含三苫類和黃酮類成分，具有加強和調節心肌，增大心臟收縮幅度及冠狀動脈血流量的作用，還能使血清中的膽固醇降低。

(8)海魚：

海水魚類的魚油中有較多的不飽和脂肪酸，有降血脂的功效。臨床研究證實，多食魚者，可明顯降低其血漿脂質。因此，海水魚類有預防動脈硬化及冠心病的作用。

30 能清除人體「垃圾」的食物

人體在代謝過程中，會產生和積蓄一些有害物質，人體內的這些「垃圾」如長期得不到清除，會使人體機能下降，導致疾病的發生和衰老的提前到來。常吃下列食物有助於清除體內「垃圾」。

(1)鮮果、鮮菜汁

可幫助排出體內的廢物、毒素，維護人體健康，稱得上是人體的「清潔劑」。它還具有調節血液酸鹼平衡的作用，使體液呈鹼性，中和很多呈酸性的有毒物質，將其排出體外。

(2)海帶

含有海帶膠質，可使人體排泄放射性物質的能力增強，從而使得放射性物質在人體的蓄積量大大降低，減少它們對人體細胞的傷害，防止各種疾病及癌症發生。

(3)綠豆湯

具有解毒和促進肌體排毒的功效，可有效維持肌體的正常運作。

(4)豬血湯

含有血漿蛋白，經人體消化吸收，轉化成一種能清潔消化道和清除有毒重金屬微粒的物質，使體內廢物很容易排出體外，減少有毒物質對細胞及肝臟

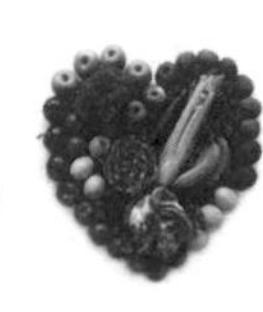

的傷害。

(5)黑木耳

具有降脂、排毒、抑制癌細胞生長的功效，有利於排出鬱積於人體內的各種有毒物質與廢物。

31 能趕走疲勞的營養素和食物

當今是個快節奏的社會，競爭十分激烈，人極易產生疲勞，特別是中年人，由於面臨著巨大的壓力，更易受到疲勞的侵襲。消除疲勞的方法多種多樣，其中用豐富的營養幫助恢復疲勞是非常重要的。實踐證明，適當比例的蛋白質、碳水化合物、維生素類補充肌體代謝需要，對快速消除疲勞很有意義，下面就介紹一些這方面的知識。

(1)維生素B1

維生素B1是構成脫羧酶的輔酶。它參與糖的代謝；促進乙醯膽鹼的合成，並防止其分解；維持腸胃的正常蠕動和消化腺的分泌；促進、維持碳水化合

物的正常代謝。維生素B1不足或缺乏，常使人感到乏力，並由於丙酮酸、乳酸等代謝產物的堆積而容易產生疲勞，甚至影響心臟功能。進行長距離運動的運動員，由於膳食中碳水化合物的比例大，維生素B1的需要量可超過一般人的2～3倍。富含維生素B1的食物有動物內臟、肉類、青蒜、蘑菇等。

(2)維生素B2

維生素B2是構成人體多種呼吸酶的輔酶，是蛋白質、碳水化合物、脂肪代謝和能量利用組成的必要物質。維生素B2缺乏或者不足，肌肉運動無力，耐力下降，易產生疲勞。喜歡做激烈運動的人，如踢足球、打籃球等，需要維生素B2的量比一般人大2倍。含維生素B2豐富的食物有動物內臟、河蟹、牛奶、蛋類、花生、大豆等。

(3)維生素C

維生素C參與體內各種營養素的氧化還原過程，對蛋白質代謝有很大影響。在運動或體力工作量大時及時補充維生素C，可以提高肌肉的耐力，加速體力的恢復。高溫時補充維生素C，可降低深部體溫和維持血容量。富含維生素C的食物有紅辣椒、青辣椒、苦瓜、小白菜、草莓、山楂、紅果等。

(4)天門冬氨酸

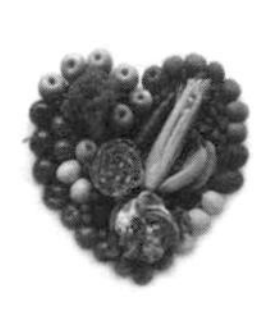

天門冬氨酸：具有較明顯的消除疲勞的作用。富含天門冬氨酸的食物有蛇肉、黃鱔、甲魚、花生、核桃等。

(5)茶、咖啡、巧克力

茶、咖啡、巧克力都含有一定數量的咖啡因，能增加呼吸的頻率和深度，加大吸氧量，並能加速腎上腺的分泌，故有利於生熱營養素所生廢物的排除，從而有利於消除疲勞。

(6)水果

由於生熱營養素產生的廢物基本上屬酸性，淤積後刺激神經末梢，引起酸疼感覺，嚴重時會引起肌纖維痙攣。水果屬鹼性食物，可中和酸性，能較快解除疲勞，特別是橘子、梨、蘋果、瓜類等含水分較多的水果。

32 能緩解情緒的食物

你是否對自己動不動就大發雷霆的脾氣很不滿意？你是否對此感覺無計可施？其實，如果想要改變自己的情緒，只須改變一下你的飲食習慣，因為很

多食品有影響情緒的作用。

隨著科學研究的不斷深入，心理學家和社會學家提出了新的見解：食物可以影響人的情緒。據專家解釋，一些食品中的確富含大腦所需要的特殊營養成分，它們可以使你思維敏捷，情緒穩定。這些食品也許不能立刻使你處於最佳狀態，但它們有助於改善你的情緒。因此專家建議，人們要想改變自己性格中的弱點或改善一下情緒，不妨有意識地選擇相對應的食物。透過「吃」來調節情緒，想必是一件賞心樂事吧。下面向你推薦一些可以緩解不良情緒的最佳食品：

(1)感覺壓抑時吃菠菜

我們並不能保證一碗你喜愛的食物就能令你成堆的文書工作變得無影無蹤了，但營養學家說：「菠菜含有豐富的鎂，鎂是一種能使人頭腦和身體放鬆的礦物質。菠菜和一些墨綠色、多葉的蔬菜都是鎂的主要來源。」菠菜還富含另一種降壓營養物質：維生素 C。

(2)反應遲鈍時吃雞蛋

如果你大腦反應遲鈍，無法集中注意力，那麼就吃上幾個雞蛋吧。雞蛋富含膽鹼，膽鹼是維生素 B 複合體的一種，有助於提高記憶力，使注意力更加

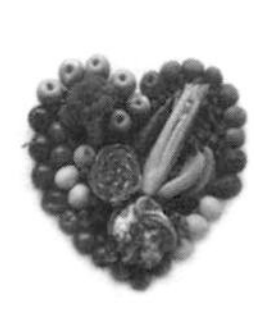

集中。雞蛋內還含有人體正常活動所必須的蛋白質，令人輕鬆度過每一天。

(3)異常憤怒時吃瓜子

如果遇上堵車，你可能要遲到，這時你千萬不要發火，拿出一包瓜子，慢慢嗑上一會兒。瓜子富含可以消除火氣的維生素B和鎂，還能夠令你血糖平穩，有助於你心情平靜。

(4)情緒低沉時吃香蕉

你是否有過這樣的經歷，因為髮型做得不夠理想，所以會因白花了不少錢而悶悶不樂？自尊心受挫、意志消沉都與5－羥色胺水準低有關。5－羥色胺是一種來源於色胺酸的有機物。香蕉含有大量的色胺酸，所以，細嚼慢嚥地吃上一根香蕉有助於改善情緒。

(5)焦慮不安時首選燕麥

你是否有過由於種種原因，久久不能入睡的經歷呢？這時候，你可以在早上喝上一碗麥片粥——燕麥富含維生素B，而維生素B有助於平衡中樞神經系統，使你安靜下來。麥片粥還能緩慢釋放能量，使你不會出現血糖忽然升高的情況。血糖忽然升高有時會令你極度亢奮。

＊另外，要想緩解焦慮情緒，還請注意遠離以下食品：

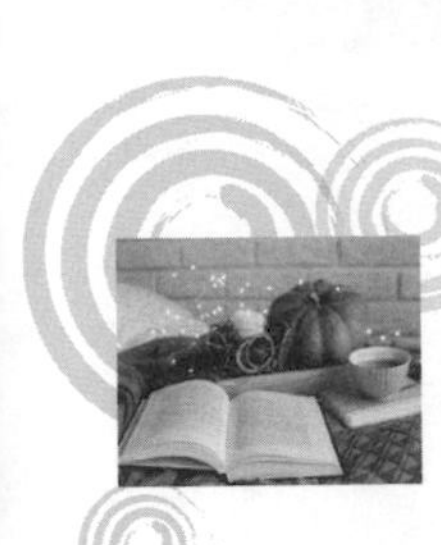

(1)含糖食品：

鬱悶的一天快要結束時，你也許特別渴望吃上一塊巧克力，但不到萬不得已，你此時千萬不要吃巧克力。沮喪、疲勞、焦慮和經前綜合症等眾多問題都與糖分有關。

(2)酒精：

如果你曾有過在夜深人靜時無緣無故哭泣的經歷，你就會發現高粱酒精是一種重要的鎮靜劑。偶爾為了放鬆一下，喝上一兩杯酒的確感覺不錯，但如果過量，你就會意識到：酒精可真是害人不淺！

(3)咖啡：

一定離它越遠越好！咖啡因會過分刺激神經系統，令你感到神經過敏、焦慮不安。建議你遠離咖啡，試一試有鎮定作用的茶。

33 對頭髮有益的食物

頭髮與身體其他部位一樣，每天也在進行著新陳代謝，要使頭髮保持健康

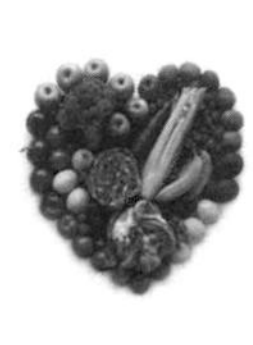

美麗，除了要做好梳、洗、理之外，還要注意供給頭髮充足的營養。當你的頭髮日漸稀少，慢慢變得枯黃甚至出現了白髮的時候，我們提醒你要適當地注意飲食調理，這才是控制頭髮過早「衰老」的明智之舉。

(1)秀髮必不可缺的營養元素

A蛋白質：

蛋白質是維持一頭秀髮的主要原料。飲食中蛋白質攝入不足，會使頭髮營養不良。頭髮營養不良則毛根萎縮，頭髮變細，失去光澤，並容易脫髮。

維生素A和維生素B群：維生素A和維生素B群也是維持一頭秀髮的重要原料。這是因為維生素A能維持人體皮膚和皮下組織的健康，缺乏維生素A會使皮膚下層細胞變性壞死，皮脂腺不能正常分泌，皮膚變得乾燥、粗糙和角化，致使毛髮生長不良甚至脫落。

維生素B群的主要生理功能是參與人體的物質代謝，如缺乏維生素B1，會影響末梢神經的營養代謝，從而影響頭皮的正常代謝，影響頭髮的生長。

B微量元素：

微量元素與頭髮的健康有密切關聯。碘是合成甲狀腺激素的重要原料，甲狀腺激素對頭髮的光亮秀美起很大作用，如果分泌不足則頭髮枯黃無光。因

此飲食中要適當吃一些海帶、紫菜、海魚、海蝦等含碘較多的食品，使頭髮滋潤健康。

鋅，參與體內多種酶的組成，缺鋅是引起脫髮的重要原因，鋅在海產品、牛奶、牛肉、蛋類中含量較多。

(2)有利於美顏烏髮的食物

A黑芝麻：

黑芝麻富含油酸、亞油酸、棕櫚酸、維生素E，還含有葉酸、尼克酸、卵磷脂、蛋白質和鈣，其油脂含量達60％。亞油酸、棕櫚酸等物質能防病抗衰老，並防止頭髮質脆、乾燥、易斷，從而產生護髮作用。

B何首烏：

何首烏富含澱粉、脂肪、卵磷脂、鐵、錳、鈣、鋅等多種元素，有補肝腎、益精血、澀精止遺的功效，常食用可令頭髮烏黑，皮膚光澤美潤，達到黑髮悅顏的功效。

C枸杞：

枸杞富含維生素B1、維生素B2、維生素C、胡蘿蔔素、尼克酸、亞油酸、鐵等多種元素。現代藥理學證明，枸杞有改善肝功能、促進細胞生成，使皮

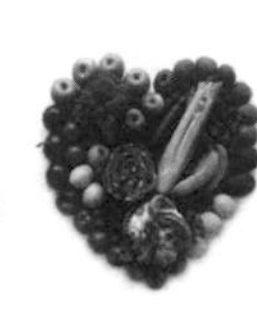

膚細嫩、明目烏髮等作用。

D蜂蜜：

富含維生素B、維生素D、維生素E、果糖、葡萄糖、麥芽糖、蔗糖、氧化酶等多種元素，對烏髮、潤肺止咳、潤腸通便、滋養氣血有顯著功效，對潤膚、悅顏也十分有益。

F核桃仁、胡桃仁：

現代醫學證明，核桃仁富含維生素B群、維生素C、胡蘿蔔素、油脂、蛋白質、糖類等多種元素。其脂肪含量達到40％～50％。常吃核桃仁可以使頭髮烏黑、皮膚細膩。

G猴頭菇：

猴頭菇所含的不飽和脂肪酸，有利於血液循環，能夠降低血液中膽固醇的含量，提高免疫功能，並有益於鬚髮的生長。

H芹菜：

芹菜富含維生素B1、維生素B2、胡蘿蔔素、鐵、鈣以及蛋白質、脂肪和大量粗纖維。芹菜與豆腐、紅棗同吃，有滋潤皮膚、養顏潤發、養血益精等作用，長期食用可以健身強體，使人皮膚滋潤，頭髮烏黑。

I馬齒莧：

馬齒莧富含蛋白質、脂肪、多種維生素和胺基酸，還含有豐富的微量元素銅。體內的銅離子是酪氨酸酶的重要組成成分，缺銅會導致黑色素減少。

(3)巧用食物讓亮髮SHOW起來

A食鹽去頭屑：

用食鹽加入硼砂少許，放入盆中，再加入適量清水使其溶解後洗頭，對於消除頭皮發癢，減少頭屑有很好效果。

B陳醋去頭屑：

將150CC的陳醋加入1000CC溫水中攪勻。若能保持每天洗頭1次，不僅能去屑止癢，對於減少頭髮分叉、防治頭髮變白也具有一定效果。

洋蔥治頭屑：將整個搗爛的洋蔥頭用乾淨的紗布包好，用它反覆揉擦頭皮，使洋蔥汁滲入頭皮，待24小時之後，再用溫水洗頭，既可止頭癢又能去屑。

C醋蛋洗頭亮髮：

洗頭時，在洗髮液中加入少量蛋白洗頭，並較輕地按摩頭皮，會有護髮效果。同時，在用加入蛋白的洗髮液洗完頭後，將蛋黃和少量醋調勻混合，順

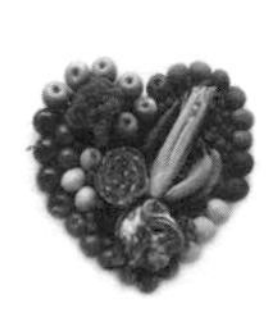

著髮絲慢慢塗抹，用毛巾包上1個小時後再用清水清洗乾淨，對於乾性和髮質較硬的頭髮，具有使其烏黑發亮的效果。

D啤酒洗頭亮髮：

用啤酒塗搓頭髮，不僅可以保護頭髮，而且還能促進頭髮的生長。在使用時，先將頭髮洗淨、擦乾，再將整瓶啤酒的1/8均勻地抹在頭髮上，做一些手部按摩使啤酒滲透頭髮根部。15分鐘後用清水洗淨頭髮，再用木梳或牛角梳梳順頭髮。啤酒中的有效營養成分對防止頭髮乾枯脫落有良好的治療效果，而且還可以使頭髮光亮。

E茶水洗頭亮髮：

在用洗髮液洗過頭後再用茶水沖洗，可以去除多餘的垢膩，使頭髮烏黑柔軟、光澤亮麗。

F柚子核治脫髮：

如果頭髮黃、斑禿，可用柚子核25克，用開水浸泡24小時後，每天塗抹2～3次，以加快毛髮生長。

G生薑治脫髮：

將生薑切成片，在斑禿的地方反覆擦拭，固定每天2～3次，刺激毛髮生

長。

H蜜蛋油治脫髮：

如果你的頭髮變得稀少，可以用1茶匙蜂蜜，1個生雞蛋黃，I茶匙何首烏或蓖麻油，與兩茶匙洗髮水、適量蔥頭汁兌在一起攪勻，塗抹在頭皮上，戴上塑膠薄膜的帽子，不斷地用毛巾熱敷帽子上部。過一兩個小時之後，再用洗髮水洗乾淨頭髮。持續一段時間，頭髮稀疏的情況就會有所改善。

I牛排治脫髮：

如果說吃牛排可以治療禿頭，相信大部分人一定會大吃一驚。但經過科學研究發現：牛排確有此功效。如果不想年紀輕輕就「聰明絕頂」，每次吃飯時千萬別忘了吃點一些瘦牛肉。科學證明：經常吃瘦牛肉的人即使不能完全解決脫髮問題，至少可以延緩這一天的到來。

＊另外，脫髮病人在日常飲食中應當注意以下幾點：

①忌過多的甜食、飲料、油炸食品和巧克力、奶油等富含脂肪的食品。這些食物會導致體內的糖分過剩，引起脂肪代謝的紊亂，使皮脂分泌過多，同時造成血液偏酸性。兩者都會使頭髮變黃、變枯。人過中年，一旦發胖，加上血糖血脂長期偏高，頭髮就會稀疏，就是這個原因。

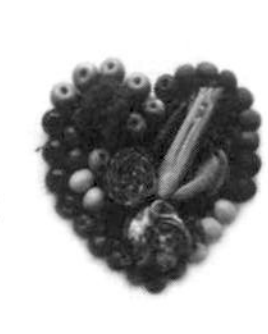

②忌辛辣和刺激性食品。

如辣椒、芥末、生蔥、生蒜、酒等。這些食物可以刺激頭部皮下組織，引起或加重頭皮的瘙癢，從而加重脫髮。

③應適當注意少吃或不吃帶有果殼類的食品。

如瓜子、花生、葵花子等，因為這些零食都是多脂性的，會影響病情及治療的效果。

34 對腦有益的食物

在人體中，腦有著很重要的作用，因此，每個人都要善待它。下面就介紹一些對腦有益的食物。

(1)全麥製品和糙米

食用糙米是增強肌體營養吸收能力的最佳途徑。糙米中含有各種維生素，對於保持認知能力至關重要。其中維生素B6對於降低類半胱氨酸水平最有作用。

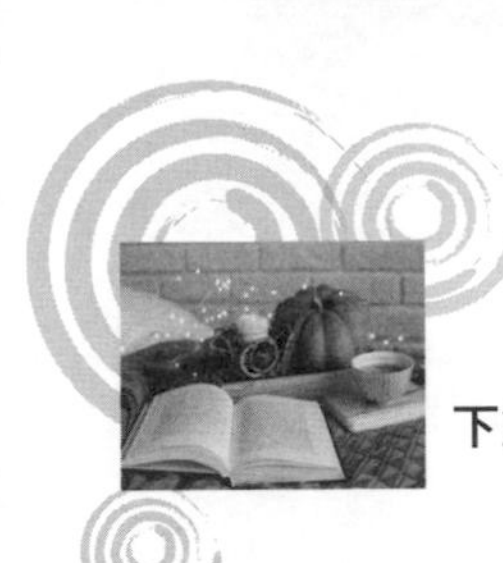

(2)大蒜

大腦活動的能量來源主要依靠葡萄糖，而只有存在著足夠量的維生素B1，才能使葡萄糖發揮應有的作用。大蒜本身並不含大量的維生素B1，但它卻能使維生素B1的作用增強，因為大蒜可以和維生素B1產生一種叫「蒜胺」的物質，而蒜胺的作用要遠遠強於維生素B1。因此，適當吃些大蒜，可促進葡萄糖轉變為大腦能量。

(3)水果

香蕉可向大腦提供重要的物質酪氨酸，而酪氨酸可使人精力充沛、注意力集中，並能提高人的創造能力；檸檬可提高人的接受能力；鳳梨中富含維生素C和重要的微量元素錳，對提高人的記憶力有幫助。

(4)胡蘿蔔

胡蘿蔔中含有蛋白質、糖、胺基酸、鈣、鎂、維生素B2等營養成分，是強身健腦的佳品。

(5)南瓜

國家醫學認為，南瓜味甘性平，有清心醒腦的功能，可治療頭暈、心煩、口渴等陰虛火旺病症。因此，記憶減退、神經衰弱的人，將南瓜做菜食，每

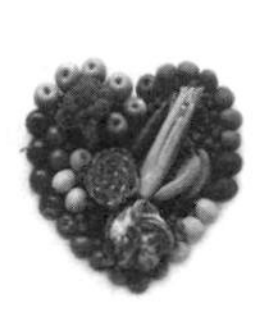

日1次，療程不限，有較好的治療效果。

(6)海帶

海帶富含卵磷脂、亞油酸等營養成分，有健腦的功能，海帶等藻類食物中的磺類物質，更是頭腦中不可缺少的。

(7)豆類及其製品

大豆中含有優質蛋白和8種必需胺基酸，這些物質對增強腦血管的機能大有幫助。另外，還含有卵磷脂、豐富的維生素及其他礦物質，特別適合於腦力工作者。另外，大豆脂肪中含有85％的不飽和脂肪酸，其中又含有較多的亞麻酸和亞油酸，它們具有降低人體內膽固醇的作用。

(8)核桃和芝麻

這兩種物質營養十分豐富，特別是含有豐富的不飽和脂肪酸。因此，常吃它們，可為大腦提供充足的亞麻酸、亞油酸等分子較小的不飽和脂肪酸，使血管中的雜質得以排除，提高腦的功能。另外，核桃中維生素的含量非常豐富，對於治療神經衰弱、失眠症，鬆弛腦神經的緊張狀態，消除大腦疲勞效果很好。

(9)雞蛋

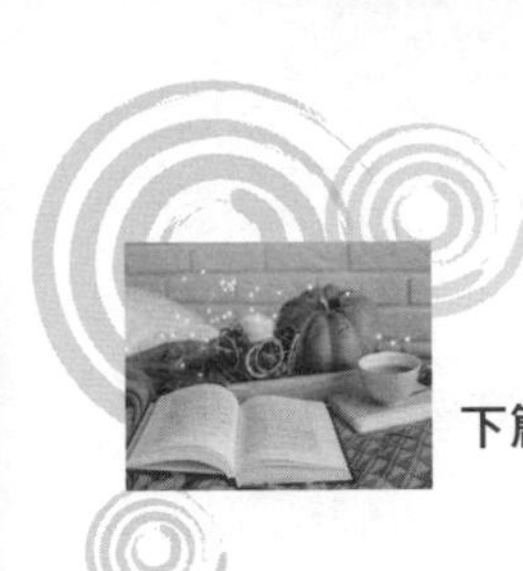

雞蛋中所含的蛋白質是天然食物中最優良的蛋白質之一，它含有豐富的胺基酸，是人體所需要的，而蛋黃除富含卵磷脂外，還富含鈣、磷、鐵以及維生素A、B、D等，適於腦力工作者食用。

35 對眼睛有益的食物

有很多食物對眼睛有益，如禽肉、瘦肉、魚蝦、動物的內臟、蛋類、奶類、豆類等，這些食物裡面蛋白質含量非常豐富，而蛋白質又是組成細胞的主要成份，組織的修補更新需要不斷地補充蛋白質。

含有維生素A的食物對眼睛也有益。如果缺乏維生素A，那麼眼睛對黑暗環境的適應能力就會減退，嚴重的時候容易患夜盲症。維生素A還可以預防和治療乾眼病。

各種動物的肝臟、魚肝油、奶類和蛋類，植物性的食物都是維生素A的最好來源，比如胡蘿蔔、莧菜、菠菜、韭菜、青椒、紅心白薯以及水果中的橘子、杏、柿子等。

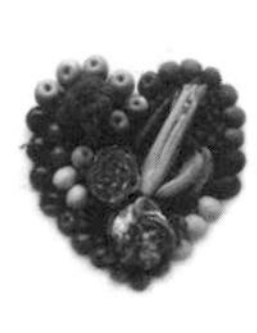

維生素C是組成眼球水晶體的成份之一，因此含有維生素C的食物也是不可缺少的。如果缺乏維生素C就容易患水晶體渾濁的白內障病。因此，應該在每天的飲食中，注意攝取含維生素C豐富的食物。比如，各種新鮮蔬菜和水果，其中尤其以青椒、黃瓜、菜花、小白菜、鮮棗、梨子、橘子等含量最高。

鈣具有消除眼睛緊張的作用，因此食用含鈣多的食物也是很有必要的。如豆類、綠葉蔬菜、蝦米含鈣量都比較豐富。燒排骨湯、清蒸鱒魚、糖醋排骨等烹調方法可以增加鈣的含量。

36 對牙齒有益的食物

牙齒不僅能咀嚼食物、幫助發音，而且對面容的儀態有很大影響。只有牙齒和牙槽骨的支持，牙弓形態和咬合關係的正常，才會使人的面部和唇頰部顯得豐滿。

當人們講話和微笑時，露出整齊而潔白的牙齒更能顯現人的健康和美麗。

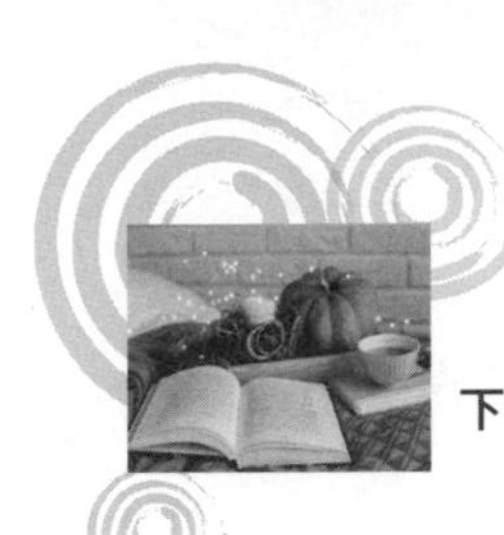

相反，如果牙弓發育不正常，牙齒排列紊亂，參差不齊，面容就會顯得不協調。

＊牙齒的好壞，與人們的飲食習慣有很大關係，下面是一組健齒食物：

(1)含鈣食物

要想有一副健美的牙齒，必須注意牙齒的保健，多吃含鈣豐富的食物。特別是在嬰幼兒時期就應該注意飲食的選擇。家長應讓孩子多吃能促進咀嚼的蔬菜，如芹菜、高麗菜、菠菜、韭菜、海帶等，有利於促進牙齦的發育和牙齒的整齊。

常吃蔬菜還能防齲齒，因蔬菜中含有90％的水分及一些纖維物質，咀嚼蔬菜時，蔬菜中的水分能稀釋口腔中的糖質，使細菌不易生長；膳食纖維能對牙齒起清掃和清潔作用。

(2)多吃些較硬的食物

多吃些較硬的食物有利於牙齒的健美，如玉米、高粱、牛肉等及一些堅果類，如橡實、瓜子、核桃、榛子等。

(3)紅、綠茶

紅茶對護牙健齒也有特殊的功效。經常用紅茶漱口，可以防止細菌滋生形

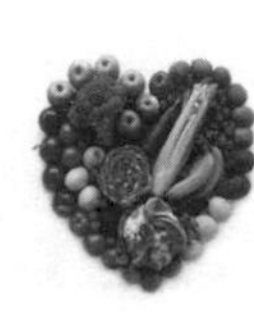

成牙斑或與糖分及食物顆粒混合產生酸性物質，腐蝕牙齒的琺瑯質。日本科學家已經證實多喝綠茶有助於防止蛀牙，而最近一項研究證實紅茶也有護齒功效。

(4)葡萄柚

牙齦發炎是讓人煩惱的事，不過一旦遇到這種情況也不必擔心，因為牙齦發炎其實是體內缺乏維生素C的症狀，是你的身體向你發出的求救信號，提醒你該補充維生素了。

這時，吃一些葡萄柚、檸檬、奇異果等含維生素C豐富的水果都會很有幫助，尤其是葡萄柚，效果更是立竿見影。所以，只要養成每天固定吃一顆葡萄柚的習慣，就會幫你解決牙齦發炎的問題。

37 對骨骼有益的食物

一個人如果想有一個強壯的身體，就必須有一個強健的骨骼。為人父母者應當為發育中的子女準備強健骨骼的食物，而子女也應該關心父母因骨質疏

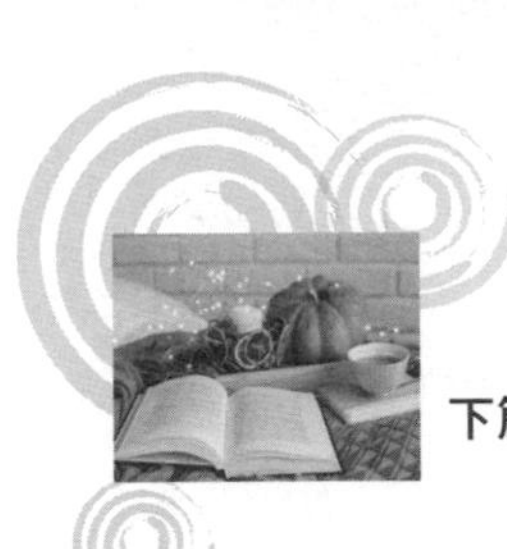

鬆而發生的疾病。下面是一組強健骨骼的菜單：

(1)牛奶

專家建議25歲以上男女每天必須攝取800毫克的鈣質。每天喝一杯脫脂或低脂牛奶，就可以為你提供大約三分之一的人體所必須的鈣質。

「青少年時期以後可以不必再食用乳製品。」這是很多人經常犯的一個錯誤，因為骨骼一直需要補鈣。

牛奶不僅含鈣量高，而且其中的乳酸能促進鈣的吸收，是最好的天然鈣源。另外，乳酪、優酪乳這些乳製品中鈣的含量也很豐富，應該經常食用。

(2)水果

眾所周知，喝牛奶能使骨骼變得更強壯，然而科學家進行的一項研究證實，水果在這方面的功能比牛奶更勝一籌。

美國《臨床營養期刊》刊登了北愛爾蘭食品與健康中心的一項研究成果。研究人員認為，食物中大量的酸性物質是降低人類骨骼強度的一個重要因素。因此，多吃中和酸性物質的食物，比如水果和蔬菜，就可以幫助人們擁有強壯的骨骼。

研究還發現，那些喜歡吃大量水果的女孩具有更強壯的骨骼。研究人員指

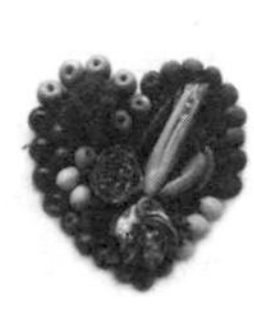

出，這一調查具有一定的普遍性，並且排除了其他已知因素，如體重、運動等對骨質健康的影響。

(3)洋蔥

研究證實，洋蔥不但是一種美味蔬菜，而且還能強健人體骨骼。瑞士伯爾尼大學的科學家們發現，實驗室的小白鼠在每天加食洋蔥後，骨質疏鬆問題明顯緩解。該項研究的領導者魯道夫•布倫南森博士說：「每天攝食一定量的洋蔥也可能有助於防治人類的骨質疏鬆症。」

(4)蝦米、紫菜

蝦米營養豐富，富含鈣、磷等微量元素，蛋白質含量也很高。蝦米和其他海產品都是鈣的較好來源。紫菜含有豐富的碘、鈣、蛋白質、維生素A、維生素B及其他礦物質。經常食用可清除血管壁上聚集的膽固醇，對軟化血管、防止動脈硬化有一定作用。

(5)骨頭

除了乳製品外，還要尋找其他的鈣質來源。當你燉雞的時候，不妨往裡面放點番茄或啤酒等酸性物質，這樣，雞骨頭就會釋放出更多的鈣質。沙丁魚的小碎骨也含有豐富的鈣質。還有一個選擇就是加鈣的橘子汁，另外菠菜和

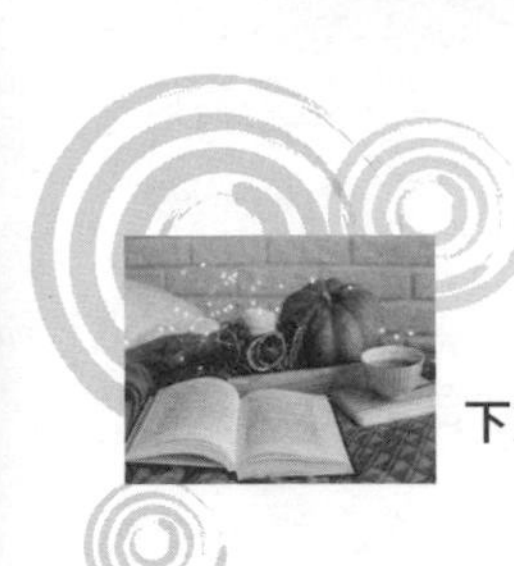

甘藍菜也是鈣質的重要來源。

據研究，如果把500毫克（0.5公克）的鈣質補充物分散在一天三餐中，人體對鈣質的吸收程度將比吃一粒同等含量的藥片多50%。不管你是每天喝幾杯牛奶還是吃其他的補鈣類食物，把它們分散在一天之中效果最好。（1公克=1000毫克）

38 對皮膚有益的水果

皮膚是人體的一個重要部分，它是人體最大的器官，也是直接與外界接觸的第一道天然屏障。主要由表皮、真皮、皮下組織、皮膚附屬器（皮脂腺、汗腺、毛髮、甲）組成。

皮膚具有保護、調節體溫、分泌排泄、代謝、感覺及免疫等功能。特別要重視的是皮膚表面的脂膜和角層，它在皮膚屏障的完整性上發揮重要作用。皮膚屏障的完整性一旦被破壞，可以引起很多皮膚病。因此，一定要注重對皮膚的護理，除了做好日常的護理工作外，還應該多吃一些對皮膚有益的水

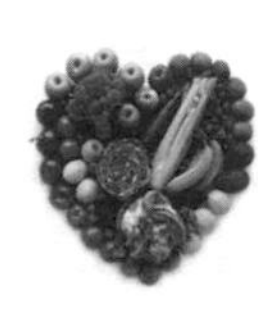

果。

(1)西瓜

在水果中，西瓜的含水量是首屈一指的，所以特別適合補充人體水分的損失。此外，它還含有多種具有皮膚生理活性的胺基酸，易被皮膚吸收，對面部皮膚有較好的滋潤、營養、防曬、增白效果。

(2)番茄

番茄含有豐富的抗氧化劑番茄紅素，每天攝入16毫克番茄紅素可將曬傷的危險係數下降40％。

(3)堅果

堅果中含有的不飽和脂肪對皮膚很有好處，能夠從內而外地軟化皮膚，防止皺紋，同時還能夠保濕，讓肌膚看上去更年輕。但不要指望馬上見到效果，一般需要30天才能令皮膚有所改善。

(4)檸檬

維生素C含量豐富，能夠促進肌體新陳代謝、延緩衰老、美白淡斑、收細毛孔、軟化角質層及令肌膚有光澤。據研究，檸檬能降低皮膚癌發病率，每週只要一勺左右的檸檬汁即可將皮膚癌的發病率下降30％。

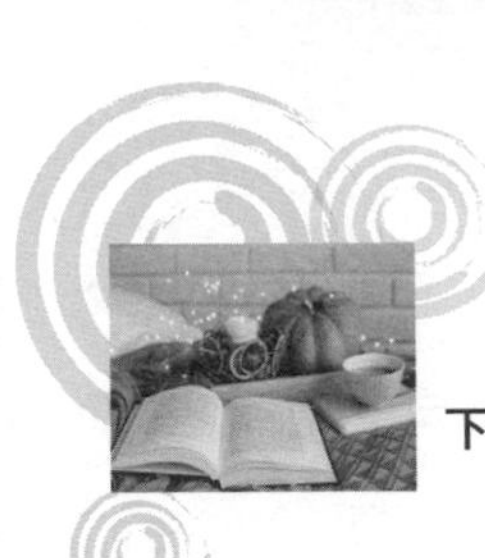

此外，橙、奇異果、甜椒和草莓與檸檬有著相似的作用。

39 使人早衰的食物

以下這4類物質是剝奪美顏青春、增加衰老的「罪魁禍首」：

(1)含鉛食品

鉛會使腦內去鉀腎上腺素、多巴胺和5-羥色胺的含量明顯降低，造成神經質傳導阻滯，引起記憶力衰退、癡呆症、智力發育障礙等症狀。人體攝入鉛過多，還會直接破壞神經細胞內遺傳物質去氧核糖核酸的功能，不僅易使人患癡呆症，而且還會使人臉色灰暗，過早衰老。

(2)醃製食品

在醃製魚、肉、菜等食物時，容易使加入的食鹽轉化成亞硝酸鹽，它在體內酶的催化作用下，易與體內的各類物質作用生成亞胺類的致癌物質，人吃多了易患癌症，並促使人體早衰。

(3)黴變食物

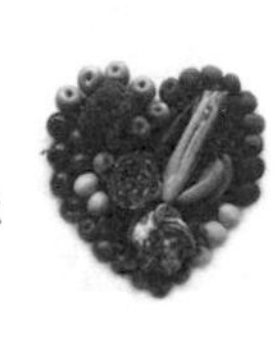

糧食、油類、花生、豆類、肉類、魚類等發生黴變時，會產生大量的病菌和黃麴黴素。這些發黴物一旦被人食用後，輕則發生腹瀉、嘔吐、頭昏、眼花、煩躁、腸炎、聽力下降和全身無力等症狀，重則可致癌致畸，並促使人早衰。

(4)酒精飲料

酗酒會使肝臟發生酒精中毒而致使發炎腫大，導致男性精子畸形，性功能衰退、陽痿等；女子則會出現月經不調，停止排卵，性欲減退甚至性冷淡等早衰現象。

40 不可同存放的食物

在日常生活中，為了方便起見我們常把某些食物放在一起。然而，有些食物是不宜存放在一起的，否則會發生不良反應，甚至產生毒素，危害人體健康。

(1)鮮蛋與生薑、洋蔥

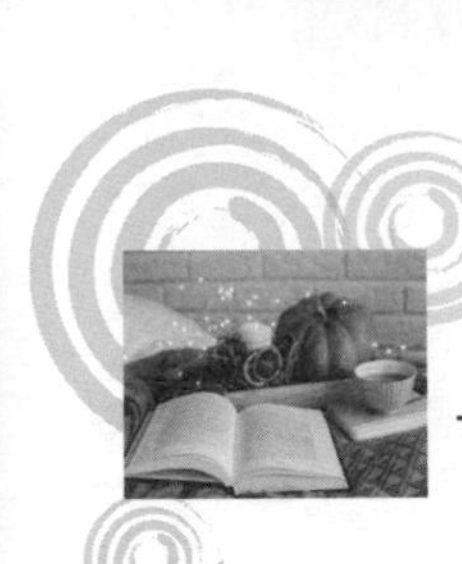

蛋殼上有許多小氣孔，生薑、洋蔥的強烈氣味會鑽入氣孔內，加速鮮蛋的變質，時間稍長，蛋就會發臭。

(2)米與水果

米易發熱，水果受熱後則容易因水分蒸發而乾枯或腐爛，而米亦會吸收水分後發生黴變或生蟲。

(3)麵包與餅乾

餅乾桃酥一類的點心乾燥無水分，而麵包的水分較多，兩者放在一起，餅乾會變軟而失去香脆感，麵包則會變硬難吃。

(4)黃瓜與番茄

黃瓜忌乙烯，而番茄含有乙烯，這兩種蔬菜一同儲存，會因番茄緩慢釋放乙烯使黃瓜發生變質腐爛。

(5)茶葉與香皂

茶葉的吸附串味性很強，與香皂同放，茶葉會變味。

(6)水果與純鹼

水果同純鹼接觸極易發熱爛掉。

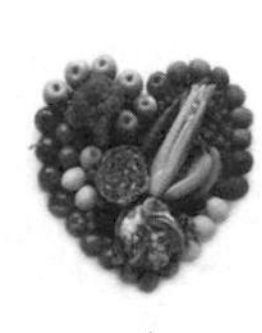

41 不可同吃的食物（相剋食物）

在食物搭配過程中，如果不懂得「食物相剋」，往往會出現一些搭配不當、適得其反的情況，不僅沒有營養，還會引起一些不良後果。

(1)胡蘿蔔與白蘿蔔

單獨來看，胡蘿蔔和白蘿蔔都是營養豐富的食物。白蘿蔔富含鈣質及磷、鉀、鐵和維生素A、維生素B等，尤其是維生素C含量很高；胡蘿蔔除了含有較多的鉀、鈣、磷、鐵等無機鹽外，更主要的是含有豐富的胡蘿蔔素，胡蘿蔔素可被小腸壁轉變為維生素A。

但如果把胡蘿蔔和白蘿蔔一起做成菜，雖然紅白相間非常好看，但實際上並不恰當。因為胡蘿蔔中含有一種叫抗壞血酸的分解酶，會破壞白蘿蔔裡含量極高的維生素C。不僅如此，胡蘿蔔與所有含維生素C的蔬菜配合烹調都會充當這種破壞者。除胡蘿蔔之外，還有南瓜等也含有類似胡蘿蔔的分解酶。

(2)蘿蔔與水果（橘子、梨、蘋果、葡萄等）

蘿蔔與水果同食，經代謝後體內會很快產生大量硫氫酸。而硫氫酸可抑制甲狀腺素的形成，並阻礙甲狀腺對碘的攝取，從而誘發或導致甲狀腺腫大。

因此，專家提醒人們注意，在食用蘿蔔等蔬菜後，不宜馬上吃橘子、蘋果、葡萄等水果。尤其在甲狀腺腫流行地區或正在患甲狀腺腫的人，更應引起高度重視。

(3)牛奶與果珍

牛奶中蛋白質豐富，80%以上為乳蛋白。乳蛋白在PH值為4.6以上的酸性環境中會發生凝集、沉澱，不利於消化吸收，易引起消化不良。故沖調牛奶時不宜加入果珍及果汁等酸性飲料。

(4)海產與水果

魚蝦、海藻類如海帶、海白菜等含有豐富的蛋白質和鈣等營養物質，如果與含鞣酸的水果同食，不僅會降低蛋白質的營養價值，而且易使海產中蛋白質與鞣酸結合，形成一種不易消化的物質，這種物質可刺激黏膜，使人出現腹痛、噁心、嘔吐等症狀。

含鞣酸較多的水果有柿子、葡萄、石榴、山楂、青果等，這些水果不宜與海產同時食用。

(5)柿子與白薯

吃了白薯，人的胃裡會產生大量胃酸，如果再吃柿子，柿子在胃酸的作用

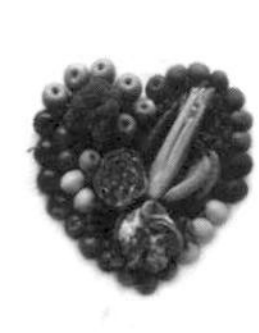

下產生沉澱，沉澱物積結在一起，便形成不溶於水的結塊，難於消化。若排泄不掉，人就容易得胃結石病，嚴重者還要住院動手術。

(6)螃蟹與柿子

柿子中的鞣酸等成分會使蟹肉蛋白凝固，凝固物質長時間留在腸道內會發酵腐敗，引起嘔吐、腹痛、腹瀉等。

(7)牛奶與橘子

牛奶中的蛋白質與橘子中的果酸和維生素C易凝固成塊，使人發生腹脹、腹痛、腹瀉等症狀。

(8)高粱酒與汽水

高粱酒與汽水同飲後，酒精很快在全身揮發，並產生大量二氧化碳，對胃、腸、肝、腎等器官有嚴重危害，對心臟血管也有損害。

(9)菠菜與豆腐

在素食中，人們喜歡把菠菜和豆腐一鍋煮，這種作法容易損失營養成分。菠菜含有葉綠素、鐵等，還含有大量的草酸，豆腐主要含蛋白質、脂肪和鈣。二者一鍋煮，草酸能夠和鈣起化學反應，生成不溶性的沉澱。這樣就損失了一部分鈣，人體就無法吸收了。

42 不宜空腹吃的食物

饑餓是人最難承受的，此時人的意志最為薄弱，往往抵制不住強烈的食欲，抓到什麼就吃什麼。但「饑不擇食」對健康是非常有害的，因為有些食物不宜空腹食用，否則會給健康埋下隱患。

經過營養學界和醫學界多年的研究，以下食物不宜空腹食用：

(1)牛奶、豆漿

這兩種食物中含有大量的蛋白質，空腹飲用，蛋白質將「被迫」轉化為熱量消耗掉，起不到營養滋補作用。正確的飲用方法是與點心、麵餅等主食類食品同食，或早餐後一小時、睡前喝均可。

(2)優酪乳

空腹飲用優酪乳，會使優酪乳的保健作用減弱，而飯後兩小時飲用或睡前喝，既有滋補保健、促進消化作用，又有排氣通便作用。

(3)高粱酒

空腹飲酒會刺激胃黏膜，久而久之易引起胃炎、胃潰瘍等疾病。另外，人空腹時，本身血糖就低，此時飲酒，人體很快出現低血糖的症狀，腦組織會

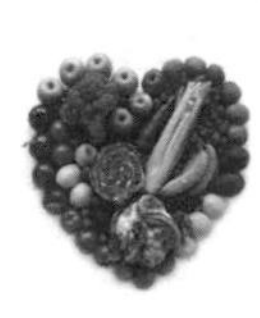

因缺乏葡萄糖的供應而發生功能性障礙，出現頭暈、心悸、出冷汗及饑餓感，嚴重者會發生低血糖昏迷。

(4)茶

空腹飲茶會稀釋胃液，降低消化功能，還會引起「茶醉」，表現為心慌、頭暈、頭痛、乏力、站立不穩等。

(5)糖

糖是一種極易消化吸收的食品，空腹大量吃糖，人體短時間內不能分泌足夠的胰島素來維持血糖的正常值，使血液中的血糖驟然升高，容易導致眼疾。而且糖屬酸性食品，空腹吃糖還會破壞肌體內的酸鹼平衡和各種微生物的平衡，對健康不利。

越來越多的證據證實，空腹吃糖的嗜好時間越長，對各種蛋白質吸收的損傷程度越重。由於蛋白質是生命活動的基礎，因而長期空腹吃糖，會影響人體各種正常機能，使人體變得衰弱以致縮短壽命。

(6)柿子、番茄

柿子、番茄中含有較多的果膠、單寧酸，這些物質與胃酸發生化學反應會生成難以溶解的凝膠塊，易形成胃結石。

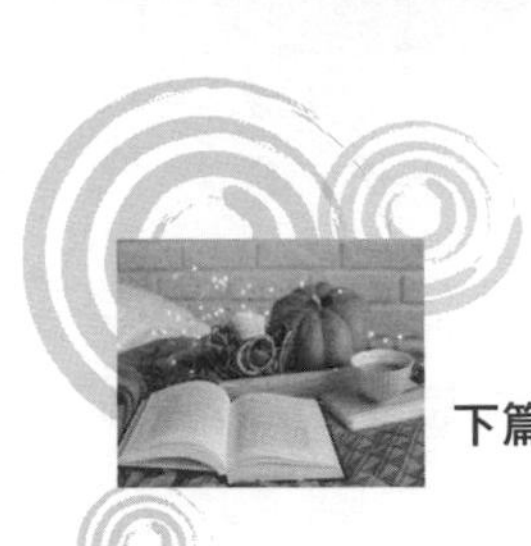

(7)香蕉

香蕉中有較多的鎂元素，空腹吃香蕉會使人體中的鎂驟然升高而破壞人體血液中的鎂鈣平衡，對心血管產生抑制作用，不利於身體健康。

(8)山楂、橘子

山楂和橘子含有大量的有機酸、果酸、山楂酸、枸櫞酸等，空腹食用，會使胃酸猛增，對胃黏膜造成不良刺激，使胃脹滿、噯氣、吐酸水。

(9)大蒜

大蒜含有強烈辛辣味的大蒜素，空腹食蒜，會對胃黏膜、腸壁造成強烈的刺激，引起胃腸痙攣、絞痛。

(10)白薯

白薯中含有單寧和膠質，會刺激胃壁分泌更多胃酸，引起燒心等不適感。

(11)冷飲

空腹狀態下暴飲各種冷凍食品，會刺激胃腸發生攣縮，久而久之將導致各種酶促化學反應失調，誘發胃腸疾病。在女性月經期間還會使月經發生紊亂。

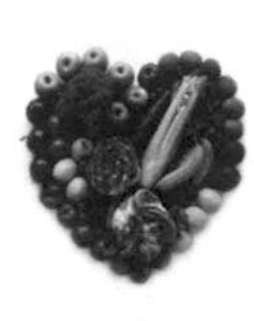

43 吃水果看成分

(1)蘋果：

蘋果含有大量的糖類和鉀鹽，攝入過多對心、腎保健不利；患有冠心病、心肌梗塞、腎病、糖尿病的人，不宜多吃。

(2)香蕉：

香蕉性寒，含鈉鹽多，患有慢性腎炎、高血壓、水腫症者尤應慎吃；此外，由於香蕉含糖量比較大，糖尿病人也應少吃。

(3)柑橘：

柑橘性涼，胃、腸、腎、肺功能虛寒的老人不可多吃，以免誘發腹痛、腰膝酸軟等症狀。橘子吃多了還容易上火，引發痔瘡、口角生瘡、目赤腫毒等症狀。

(4)西瓜：

西瓜含水量多，是盛夏消暑佳果，但肉質寒涼，年邁體虛者多吃易發生腹痛或腹瀉；心力衰竭者和水腫嚴重的病人也不宜多吃。

(5)荔枝：

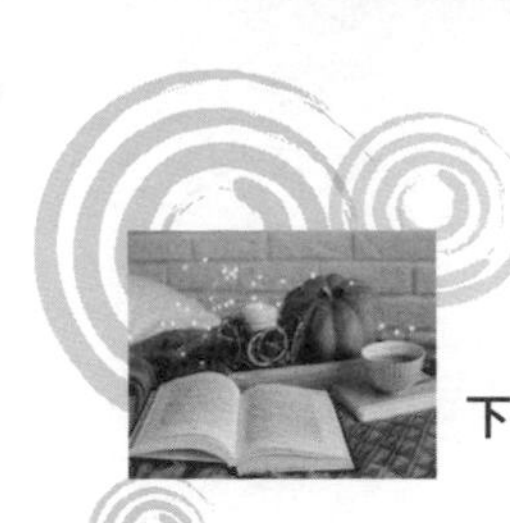

大量連續地食用荔枝，會使人臉色蒼白，產生頭暈、心慌、出冷汗、打呵欠、乏力等症狀，這是由於荔枝引起外源性低血糖反應所致，醫學上稱之為「荔枝病」。

(6)柿子：

柿肉含有大量的單寧、柿膠酚，單寧收斂力強，故便祕症患者不宜多吃。另外，空腹吃柿子或吃蟹後，易產生柿石。因此，胃炎、胃酸過多、脾胃虛寒等病人，及在空腹、勞累後，最好不食或少食柿子。

44 吃水果看顏色

(1)紅色：

紅色的根源為類胡蘿蔔素，它能抑制促進癌細胞形成的活性氧，並能提高人體免疫力，甚至還具有防止老化的作用。代表水果有蘋果、李子、無花果、桃子等。

(2)黃色：

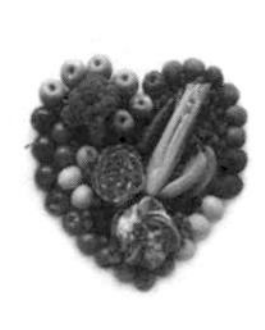

黃色素是一種黃酮類，具有抗酸化的作用，能夠有效地預防動脈硬化、癌症、老化。代表水果有檸檬、木瓜、香蕉、柚等。

(3)橘色：

柑類的橘色素具有抗癌的作用，其抗癌效果約為胡蘿蔔素的5倍多，並含豐富的維生素C。代表水果有橘子、哈蜜瓜等。

(4)紫色：

紫色是對消除眼睛疲勞相當有效的原花色素，這種成分還具有增強血管彈性的機能。代表水果有葡萄和李子等。

45 吃水果看疾病

人有不同的體質，水果也有不同的成分和特質。好比人的體質有寒熱，水果也是如此。因此，什麼人吃什麼水果，都有一定的禁忌。

(1)冠心病、高血脂病人

宜吃山楂、柑橘、柚子、桃子、草莓等水果，因這些水果中含較為豐富的維生素C和尼克酸，具有降低血脂和膽固醇的作用。

(2)糖尿病人

鳳梨、梨、櫻桃、楊梅、葡萄、荔枝、檸檬等富含果膠或果酸，能夠使胰島素的分泌量發生改變，使血糖下降。

(3)肝炎患者

宜吃富含維生素C的水果，如橘子、棗、奇異果、香蕉、梨、蘋果、草莓等。

(4)呼吸道感染病人

尤其是那些伴有咽痛、咳嗽、痰多的病人，宜多吃梨、杏、枇杷、柚子等止咳、化痰、潤肺的水果。

(5)高血壓、動脈硬化病人

哈蜜瓜中鉀含量較高，但又不含鈉及脂肪，有助於控制血壓。橙、橘子、山楂、棗等水果含豐富的維生素C，可降壓、緩解血管硬化。檸檬和其他酸味水果，也可產生同樣的作用。

(6)心肌梗塞、中風的病人

宜吃香蕉、橘子、桃等幫助消化的水果；不宜吃柿子、蘋果等水果，因

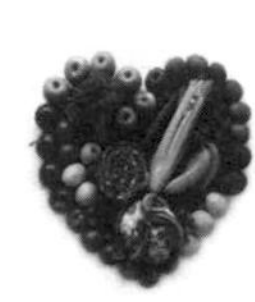

果中含鞣酸，會引起便祕，加重病情。

46 吃香蕉的好處

吃香蕉有以下一些好處：

(1)預防或治療高血壓

香蕉內含鉀，可使過多的鈉離子排出，降低血壓。另外一個降血壓的離子就是鈣，因此如果將香蕉切成一小塊，跟富含鈣質的牛奶一起放入果汁機中打勻，就成了一杯最佳的抗高血壓的果汁了。

(2)增加免疫力，預防癌症

香蕉內含 Lectin，Lectin 是一種蛋白質，在免疫系統上，可以進一步刺激 T 細胞分化，增強人體的抗癌的免疫力，而且它在胃腸道會直接被吸收，不像其他蛋白質會被分解，所以更具抗癌功效。

(3)富含纖維，預防便祕

香蕉含許多纖維，可刺激腸胃蠕動，增加糞便體積，有助於人的新陳代

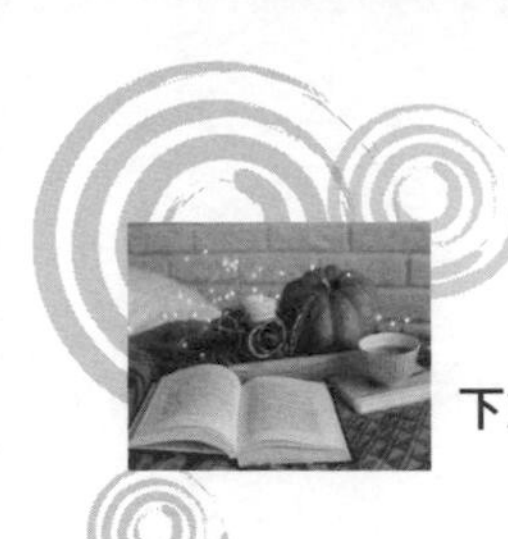

謝。

(4)容易飽食，可以減肥

香蕉容易填飽肚子，一根香蕉大約等於半碗飯的熱量，所以很多人用來當減肥的食物，不過減肥時不能光吃香蕉，還要搭配其他低熱量的食物，免得營養不均衡，賠上身體的健康。

(5)消除症勞

香蕉裡面有微量元素硼，運動後吃香蕉可以消除疲勞！

47 蘋果、番茄可保肺健康

英國研究人員發現，多吃蘋果和番茄有助於預防呼吸疾病。

諾丁漢大學的布洛得菲德博士及其同事透過檢測第一秒吐器量（FEV-1），來衡量一個人在第一秒從肺中排出的氣體量。一九九一年，他們對二千人進行了檢查，二〇〇〇年又對這些人進行了複查。

結果發現：攝入蘋果及番茄與增加 FEV-1 有關，蘋果和番茄對於提高肺

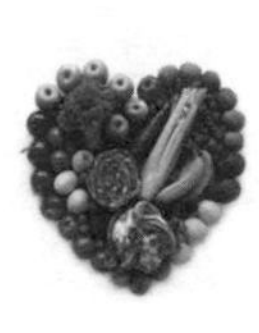

功能很有效。每週吃5個以上的蘋果，可明顯地增加FEV-1；同樣，每週吃3次以上的番茄也可達到同樣的效果。研究還發現：經常吃蘋果、番茄和香蕉的人，發生喘息的危險也比較小。

布洛得菲德博士說：「蘋果和番茄中含有大量的抗氧化劑，我們猜測，這可能是抗氧化劑的作用。但我認為，只要是能促進健康的飲食都是好的。」

48 滋補潤肺的家庭食譜

預防肺癌，除了戒菸之外，平時就必須多多注意對肺部的保養。而對尋求健康的人士來說，更應該秉承飲食療法的理念，把營養豐富的滋補食物融入到日常的飲食當中去，在不知不覺中養就一個健康強壯的肺。

秋冬時節，天氣乾燥寒冷，是肺部特別容易受到侵襲的時候。此時更應該選用一些補肺潤燥的食譜，給自己的肺穿上滋潤溫暖的「外套」。

(1)南杏豬肺湯

原料：

甜杏仁（南杏）、豬肺。南杏是杏樹種子的一種，性味甘、平、無毒。含有苦杏仁苷、脂肪油、糖分、蛋白質、樹脂、扁豆　和杏仁油等等，是滋養緩和性潤肺止咳之物。因為含脂肪油較豐富（約50％以上），所以潤燥之功較好。豬肺，性味甘，平，能治肺虛咳嗽，咯血，有補肺的功用。

作法：

把一個豬肺反覆沖水洗淨。將豬肺切成片狀，用手擠，洗去豬肺氣管中的泡沫。再選15～20克南杏仁，一起放入瓦燉內加水燉煮，調味即可。

功用：

可用於一般人因秋冬氣候乾燥引起的燥熱咳嗽。對肺氣不開，乾咳無痰，大便燥結，喉嚨乾燥等都有一定的功效。

(2) 沙參玉竹老鴨湯

原料：

沙參、玉竹、老鴨。沙參，一般指北沙參，性味甘、微寒，入肺、胃經。含生物鹼、澱粉、沙參素等。能夠滋陰清肺，養胃生津以及除虛熱，治燥咳。玉竹，性味甘、微寒，入肺、胃經。玉竹質潤多液，含鈴蘭苦苷、鈴蘭苷、山柰酚苷、槲皮醇苷、維生素A、澱粉和黏液質等，能養陰潤燥，潤腸通便。

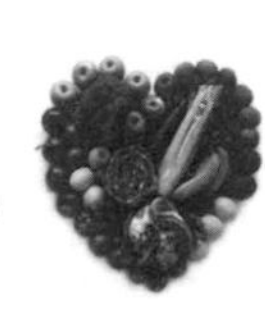

老鴨，性味甘、溫、無毒，入脾、胃、肺、腎經。功能滋陰補血。

作法：

選用老鴨一隻（注意，一定要選用老鴨），去毛臟，洗淨。再選用沙參和玉竹各30～50克，一起放入砂鍋內，小火燉1個小時以上，調味即可。

功能：

能夠治療肺燥、乾咳等，對病後體虛，津虧腸燥等引起的便祕等亦有效。

(3)蓮子百合燉瘦肉

原料：

百合、蓮子、豬瘦肉。百合，味甘微苦，性平。入心、肺經。含秋水仙鹼等多種生物鹼和澱粉、蛋白質、脂肪、多種維生素等。具有潤肺止咳，養陰清熱，清心安神，益氣調中等功效。蓮子，《本草經》說它有「主補中，養神益氣力」。《本草綱目》還認為蓮子有「交心腎，厚腸胃，固精氣，強禁錮，補虛損，利耳目，除寒濕」等功能。豬瘦肉，中醫學認為，豬的主要部分均有益效。豬瘦肉有豐富的動物性蛋白，與百合和蓮子搭配協調，能產生更好的效果。

作法：

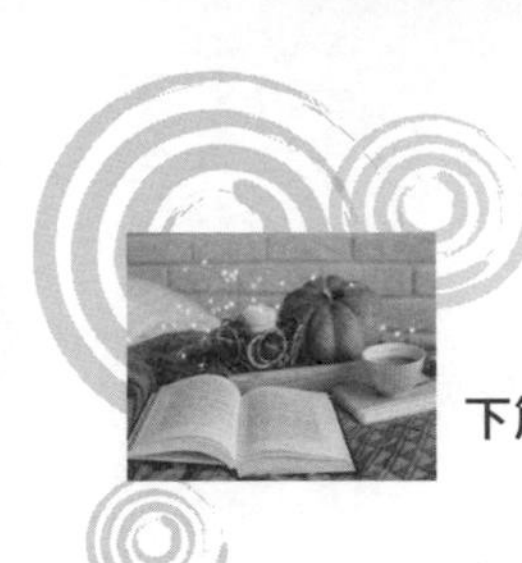

挑選豬瘦肉半斤左右，再加入蓮子和百合各30克和適量水，隔水燉熟，調味即可（隔水燉的意思是給盛食物的碗等容器蓋上蓋子，在蒸鍋裡面蒸）。

功用：

蓮子百合燉瘦肉其實是一個富有營養的搭配，除了潤燥養肺之外，還可以治療神經衰弱，心悸，失眠等，也可以作為病後體弱的滋養強壯之食補品。總之是一份常吃不膩的良菜。

另外，也可以選用蓮子和百合各60～100克，加適量糖和水，燉糖水喝，不僅味道清甜可口，而且營養價值高，同樣具有上述功效。

(4)冰糖銀耳羹

原料：

銀耳、冰糖。銀耳，又稱白木耳、雪耳。銀耳性味甘淡、平，入肺、胃經。含蛋白質、脂肪、碳水化合物、粗纖維、無機鹽等。滋陰，潤肺，養胃，生津。冰糖，性味甘、平，入脾、肺經。補中益氣，和胃潤肺，止咳嗽，化痰涎。

作法：

選用銀耳10～12克，先沖洗幾遍，然後放入碗內加冷開水浸泡（沒過銀耳

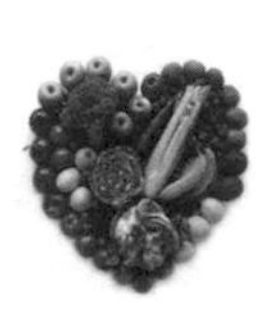

即可）。浸泡1小時左右，此時銀耳膨脹，然後挑去雜物。接著把銀耳和適量冰糖放入碗內，再加入適量冷開水，一起隔水燉2～3個小時即可。

功能：

有滋陰潤肺，生津止渴的功效。可以治療秋冬時節的燥咳，還可以作為體質虛弱者的滋補之品。

(5)冰糖雪梨羹

原料：

雪梨、冰糖。雪梨，性味甘微酸、涼，入肺、胃經。含蘋果酸、檸檬酸、葡萄糖、蔗糖、維生素B、維生素C等。潤肺，生津，清熱，化痰。

作法：

先將雪梨削去外皮，用器具磨成茸狀或者切成數塊，加冰糖少許，清水適量，慢火蒸半個小時即可。

功能：

有除痰，潤肺，補肺的功效。

還有一些日常的水果、蔬菜和副食品在秋冬時節食用也非常有益身體健康，尤其對肺部而言。

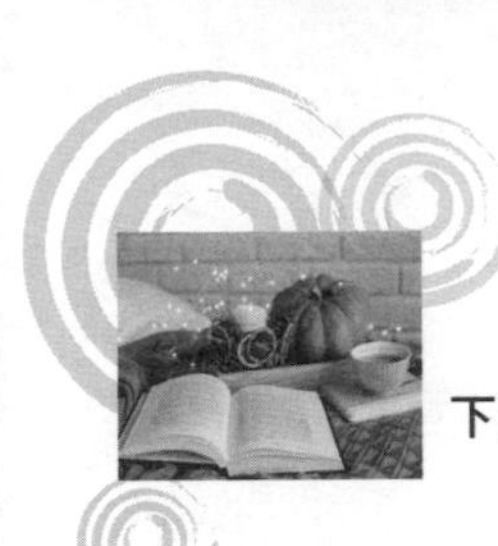

單獨選擇下面的食物或者搭配一些其他的食物一起食用，潛移默化中，你的肺部會更加健康！

(1)蜜棗

性味甘、平。能夠益氣生津，潤肺。平時燉湯或者煮糖水的時候可以放入幾粒蜜棗。

(2)白蘿蔔

《日華子本草》說它「能消痰止咳，治肺痿吐血」。《四聲本草》認為它「亦主肺嗽吐血」。《隨息居飲食譜》則記載它有「治咳嗽失音，咽喉諸痛」的功能。性味辛甘、涼，入肺、胃經。含葡萄糖、蔗糖、果糖、維生素C、萊菔苷等。江浙滬一帶民間有「冬天蘿蔔賽人參」之說法，就是這個道理。平時可以燉小排蘿蔔湯喝。

(3)柚子

性味甘、寒。含柚皮苷、枳屬苷、新橙皮苷、胡蘿蔔素、維生素C、維生素B1、維生素B2、煙酸、鈣、磷、鐵、糖類和揮發油等。功能下氣，快膈，化痰，止咳，益肺。不過由於柚子性寒，所以也不能過量食用，吃2～3塊即適可而止。

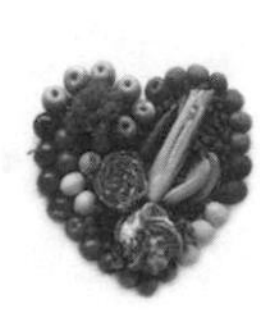

(4)橘子

性味甘酸、平溫、無毒。入肺、胃經。甘甜潤肺，開胃健食，止渴生津。橘子都有此功效，不過最有益身體的是小金橘。

(5)蓮藕

入肺、心、脾經。熟蓮藕性味甘、溫、無毒。食用熟的蓮藕可以補心生血，健胃開脾，滋養強壯，蓮藕湯利小便，清熱潤肺。平時可以用豬瘦肉或者豬骨頭和蓮藕再加入適量綠豆一起燉湯喝。

49 吃茄子能保護心血管

茄子是心血管病人的食療佳品，特別是對動脈硬化症、高血壓、冠心病和壞血病患者十分有益，有輔助治療的作用。

茄子中含有豐富的維生素P，維生素P可使人體細胞間的黏著力增強，能夠保護微血管，提高微血管對疾病的抵抗力，保持細胞和微血管壁的正常滲透性，增加微血管韌性和彈性。

茄子還含有大量的鉀。鉀在人體中的作用非常大，它能維持細胞內的滲透壓，參與能量代謝過程，維持神經肌肉正常的興奮性，缺鉀則易引起腦血管破裂。鉀還可幫助平衡血壓，防治高血壓。

另外，茄子中的一些重要植化物可以預防氧化破壞作用，從而避免由氧化作用引起的心血管疾病。

在食用茄子時，有人習慣把皮削去，其實這樣做是非常浪費的，茄子皮中含有大量的營養成分，同時還含有一些有益健康的化合物。因此，食用茄子最好連皮吃。

但脾胃虛寒、腸滑腹瀉者不宜多食茄子，因為茄子性寒滑。還有研究證實，茄子中含有一種叫 SCAS 的物質，手術病人在術前一星期最好不要食用它，因為這樣會拖延病人的甦醒時間，影響病人的康復。

50 有抗癌作用的野菜

野菜大多含有特殊的營養成分，易於吸收，無污染，如能經常食用，對健

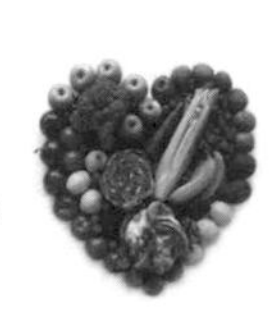

康非常有益。有些野菜因成分的特點，對防治某些腫瘤效果顯著。

(1)蒲公英

它含有蒲公英素、蒲公英苦素、果膠、菊糖、膽鹼等成分。對胃癌、肺癌、食道癌及各種腫瘤具有抑制作用。

(2)蕁菜（天葵）

它含有胺基酸、天冬素、岩藻糖、果糖等成分，對胃癌、前列腺癌及各種腫瘤具有抑制作用。其葉背的分泌物還具有防止某些轉移性腫瘤的作用。

(3)魚腥草

它含有魚腥草素等成分，有很好的抑制腫瘤細胞的作用。

(4)**蒟蒻**

它含有甘露聚糖、蛋白質、果糖、果膠等成分。其中的甘露聚糖對癌細胞的活性有抑制作用，使其無法正常新陳代謝。進入人體的有毒物與致癌物一般以大分子的形式存在，果膠進入人體後會在腸道中形成一些孔徑大小不等的通透膜，可以阻礙一些大分子透過，這就能有效地產生去毒、防癌的作用。蒟蒻具有抑制甲狀腺癌、結腸癌、淋巴癌、鼻咽癌及腮腺腫瘤的作用。

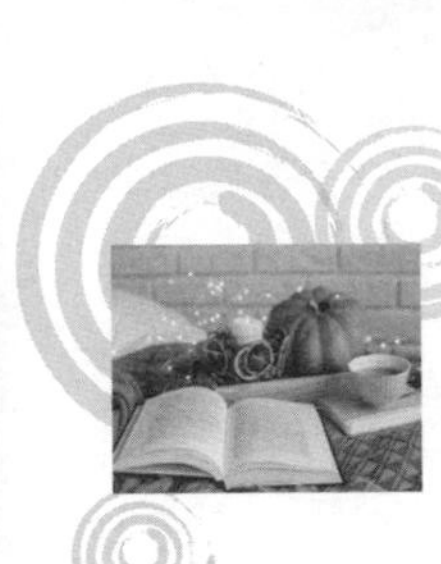

51 美容養顏茶飲

(1)銀耳枸杞羹

枸杞25克，銀耳15克，將枸杞、銀耳同放入鍋內加水適量，用小火煮成濃汁後加入蜂蜜再煎5分鐘即可服用。隔日一次，溫開水兌服。此方有滋陰補腎、益氣和血、潤膚之功效。

(2)銀耳羹

紅棗15克，銀耳25克，雞蛋1個，陳皮6克，冰糖適量。先將紅棗核去掉，與銀耳同煮30分鐘，然後放陳皮再煮10分鐘後加冰糖打入雞蛋拌勻即可食用。此方有祛皺紋、消色斑、養顏美膚之功效，常服可使皮膚細膩，白嫩，富有彈性。

(3)果紅湯

金銀花5克，山楂15克，冰糖100克，紅豆200克。先將金銀花、山楂同入鍋內加水適量煮20分鐘後，濾去渣質入紅豆同煮至爛熟，放少量冰糖調味食用。此方味道酸甜，是升胃、健脾清熱、養顏、美容之佳品。

(4)薑棗茶

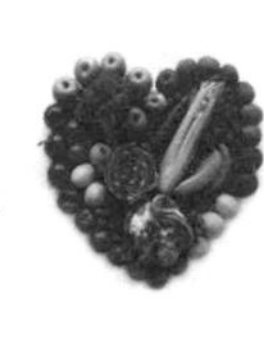

棗200克，生薑200克，丁香、沉香各30克，甘草30克，鹽20克。將上述原料共搗成粗末和勻，每天晨取10～15克，用開水泡10分鐘即可代茶飲用。此方常服可使肌膚光滑，容顏紅潤。

(5)三味美顏汁

將胡蘿蔔、蘋果、蓮藕切成小塊，一同放入果汁機內絞成汁，再用少許蜂蜜調味飲用。蓮藕含有大量的磷、鉀及多種維生素，胡蘿蔔、蘋果所含的胡蘿蔔素、果酸，可使皮膚得以營養，使之細膩、柔嫩、光澤。

52 五種茶幫你減掉多餘脂肪

(1)黑茶

可抑制小腹脂肪堆積。一說起肥胖，人們馬上會想到腹部脂肪，而黑茶對抑制腹部脂肪的增加有明顯的效果。黑茶是由黑麴菌發酵製成，顧名思義，是黑色。其在發酵過程中產生一種普諾爾成分，它可以產生防止脂肪堆積的作用。想用黑茶來減肥，最好是喝剛泡好的濃茶。另外，應保持一天喝1.5升，長期服用。

黑茶生產歷史十分悠久，主要產於湖南、湖北、四川、雲南、廣西等地。黑茶可直接沖泡飲用，也可以壓制成緊壓茶（如各種磚茶）。它們的湯色近於深紅，葉底勻展烏亮。

(2)吉姆奈瑪茶（印度草茶）

有效抑制糖分吸收。印度醫學中，頻繁出現的就是這種吉姆奈瑪茶。吉姆奈瑪的綽號又叫「糖殺死」，嚼過它的葉以後再吃糖，口裡不會有甜的感覺，攝取量自然大減，糖分和碳水化合物的吸收量降低，因而轉化成脂肪量也就相對減少。吉姆奈瑪茶不僅對防治和改善肥胖有效，還對糖尿病有輔助治療的作用。

(3)荷葉茶

古代減肥秘藥。一種用荷花的花、葉及果實製成的飲料，不僅能令人神輕氣爽，還有改善面色、減肥的作用。

充分利用荷葉茶來減肥，需要一些小竅門。首先必須是濃茶，第二泡的效果不好。其次是一天分6次喝，有便秘跡象的人一天可喝4包，分4次喝完，使大便暢通，對減肥更有利。第三最好是在空腹時飲用。其好處在於不必節

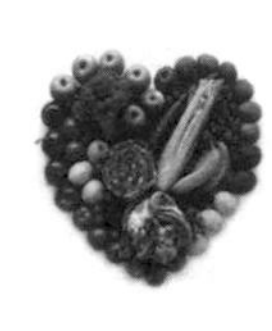

食，荷葉茶飲用一段時間後，對食物的愛好就會自然發生變化，變得不愛吃油膩的食物了。

(4)杜仲茶

可降低中性脂肪。因為杜仲所含成分可促進新陳代謝和熱量消耗，而使體重下降。除此之外還有預防衰老、強身健體的作用。

(5)烏龍茶

可燃燒體內脂肪。烏龍茶是半發酵茶，幾乎不含維生素C，卻富含鐵、鈣等礦物質，含有促進消化酶和分解脂肪的成分。飯前、飯後喝一杯烏龍茶，可促進脂肪的分解，使其不被身體吸收就直接排出體外，防止因脂肪攝取過多而引發的肥胖。

53 清爽瘦身的蔬菜

(1)洋百合

礦物質含量豐富，能有效改善貧血和排毒，尤其針對工作壓力大的人群。

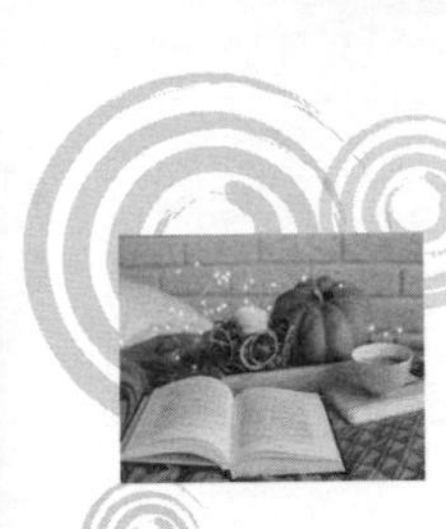

烹製時，最好使用橄欖油，並佐以芹菜、百里香、咖喱。

(2)蘆筍

清除體內垃圾的好幫手。用清蒸的方法烹調，能很好地留住其中的維生素A、B、C和葉酸。

(3)胡蘿蔔

富含維生素C和β-胡蘿蔔素，提高人體免疫力。清蒸為宜，或者用橄欖油稍微煎一下。

(4)食用蒲公英

是卵磷脂的天然來源，幫助肝臟正常工作，並能降低膽固醇。可以在蔬菜沙拉中加入一些食用蒲公英，也可以用來泡茶。

(5)茴香

富含維生素C和茴香腦，有健胃、驅風邪之保健功效，可治療胃腸寒痛、噁心嘔吐、腹脹等症狀。可以在蔬菜沙拉和清蒸魚中放入少許茴香。

(6)韭菜

能為人體提供大量的維生素A、C和葉酸，促進肝臟進行自我清潔。用韭菜做湯，輕微油炸、油煎，或以橄欖油清炒均可。

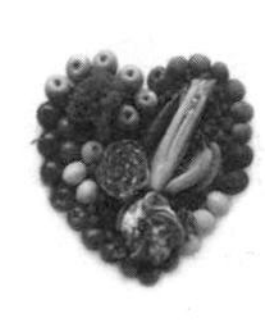

(7)薄荷

在茶中添加一些薄荷，清涼祛濕熱，有效排毒。做湯的時候也可加入少許薄荷調味。

(8)豌豆

富含鋅和維生素C，維護人體免疫系統。用中火烹調2～3分鐘即可。

(9)蘿蔔

含有維生素C和令骨頭健康的鈣、鉀，化痰止咳，順氣消食，清理腸胃。生吃或拌沙拉均可。

(10)菠菜

富含維生素C，促進人體更好地吸收鐵。清蒸清炒均可，用鐵鍋烹製為宜。

(11)芥菜

能為人體補充維生素B6，淨化血液。拌沙拉和煮湯，都是不錯的選擇。

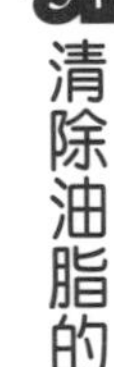

54 清除油脂的8種食物

(1)茶

可降低血脂和膽固醇水準，增強微血管壁的韌性，抑制動脈粥樣硬化。雲南生產的沱茶，每天飲3杯，即可使血液中的脂肪大大降低。

茶中含有大量的食物纖維，食物纖維不能被消化，停留在腹中的時間長了，就會有飽飽的感覺。

更重要的是它還能燃燒脂肪，這一作用的關鍵在於維生素B1。茶中富含的維生素B1，是能將脂肪充分燃燒並轉化為熱能的必要物質。

(2)洋蔥

洋蔥含前列腺素，有舒張血管、降低血壓的功能，還可預防動脈粥樣硬化。大蒜所含大蒜精油具有降脂效能。

(3)大蒜

大蒜所含硫化合物的混合物可減少血中膽固醇，阻止血栓形成，有助於增加高密度脂蛋白，保護心臟動脈。

(4)蘋果

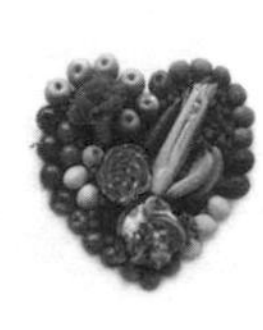

含有豐富的鉀，可排除體內多餘的鈉鹽，如每天吃3個以上蘋果，即能維持滿意的血壓。

而且，早上空腹吃蘋果可以治便祕。所以在吃早點之前可以先吃個蘋果。

(5)牛奶

含較多的鈣質，能抑制人體內膽固醇合成酶的活性，也可減少人體對膽固醇的吸收。牛奶還是「美容聖品」，能夠在健身的同時，有效改善皮膚晦暗的狀況，實現美白肌膚。

(6)燕麥

含極豐富的亞油酸和豐富的皂苷素，可降低血清總膽固醇、甘油三脂和β-脂蛋白，防止動脈粥樣硬化。

由於燕麥含有豐富的可溶性纖維和蛋白質，所以能給人飽腹感，這當然也就可以幫助你抑制食欲。

(7)玉米

含有豐富的鈣、硒和卵磷脂、維生素E等，具有降低血清膽固醇的作用。印第安人幾乎不患高血壓、冠心病，主要得益於他們主食玉米。

玉米具有利尿效果，特別是用於水腫性肥胖。

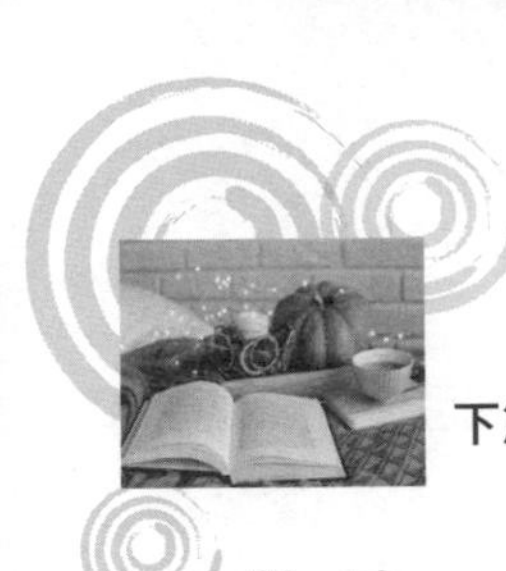

何謂容易水腫？就是你每天睡醒會覺得腳、臉及身體都有腫脹的感覺，那就是你的代謝不夠好，還有就是你平常上廁所的次數，比一般人還少，這樣你就容易水腫。

(8)菊花

有降低血脂的效能和較平穩的降血壓的作用。在綠茶中摻雜一點菊花對心血管有很好的保健作用。

55 瘦身請食金針菇

金針菇學名毛柄金錢菌，俗稱構菌、樸菇等。金針菇在自然界廣為分布，中國、日本、俄羅斯、歐洲、北美洲、澳大利亞等地均有分布。中國北起黑龍江，南至雲南，東起江蘇，西至新疆均適合金針菇的生長。

金針菇不含葉綠素，不具有光合作用，不能製造碳水化合物，完全可在黑暗環境中生長，必須從培養基中吸收現成的有機物質，如碳水化合物、蛋白質和脂肪的降解物，為腐生營養型，是一種異養生物，屬擔子菌類。

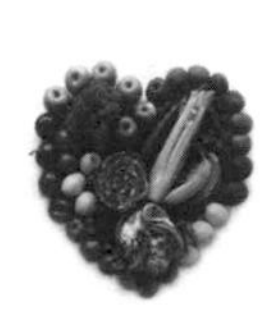

金針菇是一種木材腐生菌，易生長在柳、榆、白楊樹等闊葉樹的枯樹乾及樹樁上。

金針菇以其菌蓋滑嫩、柄脆、營養豐富、味美適口而著稱於世。據測定，金針菇胺基酸的含量非常豐富，尤其是賴氨酸的含量特別高，賴氨酸具有促進兒童智力發育的功能。金針菇乾品中含蛋白質9％，碳水化合物60％，粗纖維達7％。

金針菇既是一種美味食品，又是較好的保健食品。

金針菇含鋅量非常高，有促進兒童智力發育和健腦的作用，被譽為「益智菇」。

在日本，金針菇成為兒童保健和智力開發的必需食品。金針菇不但能防病，還利於美容、減肥。金針菇同蘑菇、香菇、平菇等食用菌類一樣，是一種營養極為豐富的高蛋白、低脂肪的菌類食物。

經常吃金針菇能降低膽固醇，預防高血壓及心血管疾病，所以國外有人稱金針菇為「減肥菇」。最近研究又證實，金針菇內所含的一種物質具有很好的抗癌作用。經常食用金針菇，還可防治潰瘍病。(END)

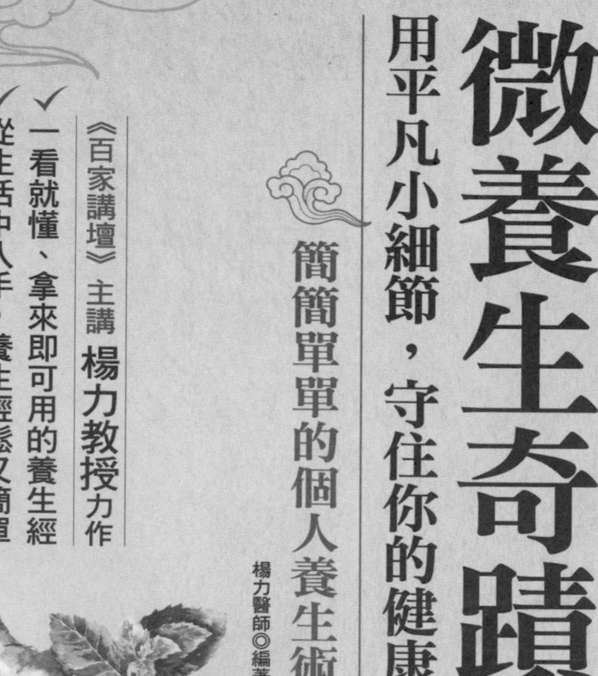

養生存在於每一個細微之處，因而有了「微養生」的概念

「養」即調養、保養、補養之意；「生」即生命、生存、生長之意。養生實質上就是保養五臟，從而達到延年益壽的目的。世界衛生組織強調：自己的健康自己負責，「最好的醫生是自己」。健康掌握在自己手裡，我們的健康之所以出現問題，大多數是由自己造成的。」千里之堤，潰於蟻穴，可能生活中一個小細節，就會埋下生病的種子。

C220 微養生奇蹟：用平凡小細節，守住你的健康 270 元

國家圖書館出版品預行編目(CIP)資料

快速了解各種飲食宜忌 / 柯友輝編著. -- 初版. -- 臺北市 : 華志文化, 2019.11
面 ; 公分. --(醫學健康館 ; 22)
ISBN 978-986-97460-9-0(平裝)
1.食療 2.健康飲食
418.91　　　108016106

華志文化事業有限公司
書名／快速了解各種飲食宜忌
系列／醫學健康館22

編者　柯友輝醫師
執行編輯　簡煜哲
美術編輯　楊雅婷
封面設計　王志強
文字校對　陳欣欣
企劃執行　張淑勤
總編輯　黃志中
社長　楊凱翔
出版者　華志文化事業有限公司
電子信箱　huachihbook@yahoo.com.tw
地址　116台北市文山區興隆路四段九十六巷三弄六號四樓
電話　0937075060
印製排版　辰皓國際出版製作有限公司

總經銷商　旭昇圖書有限公司
地址　235新北市中和區中山路二段三五二號二樓
電話　02-22451480
傳真　02-22451479
郵政劃撥　戶名：旭昇圖書有限公司（帳號：12935041）

出版日期　西元二〇一九年十一月初版第一刷
書號　C222

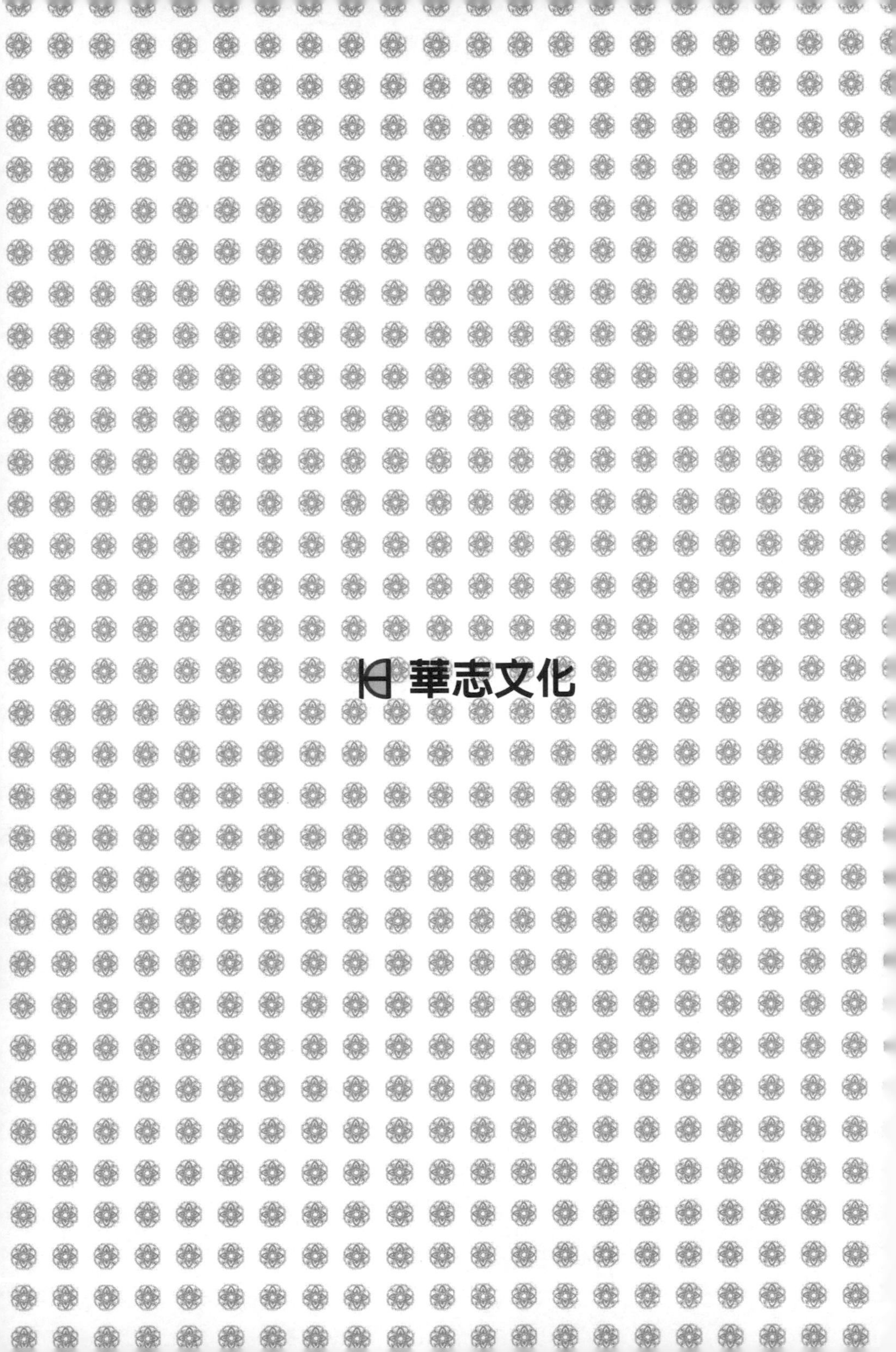
華志文化

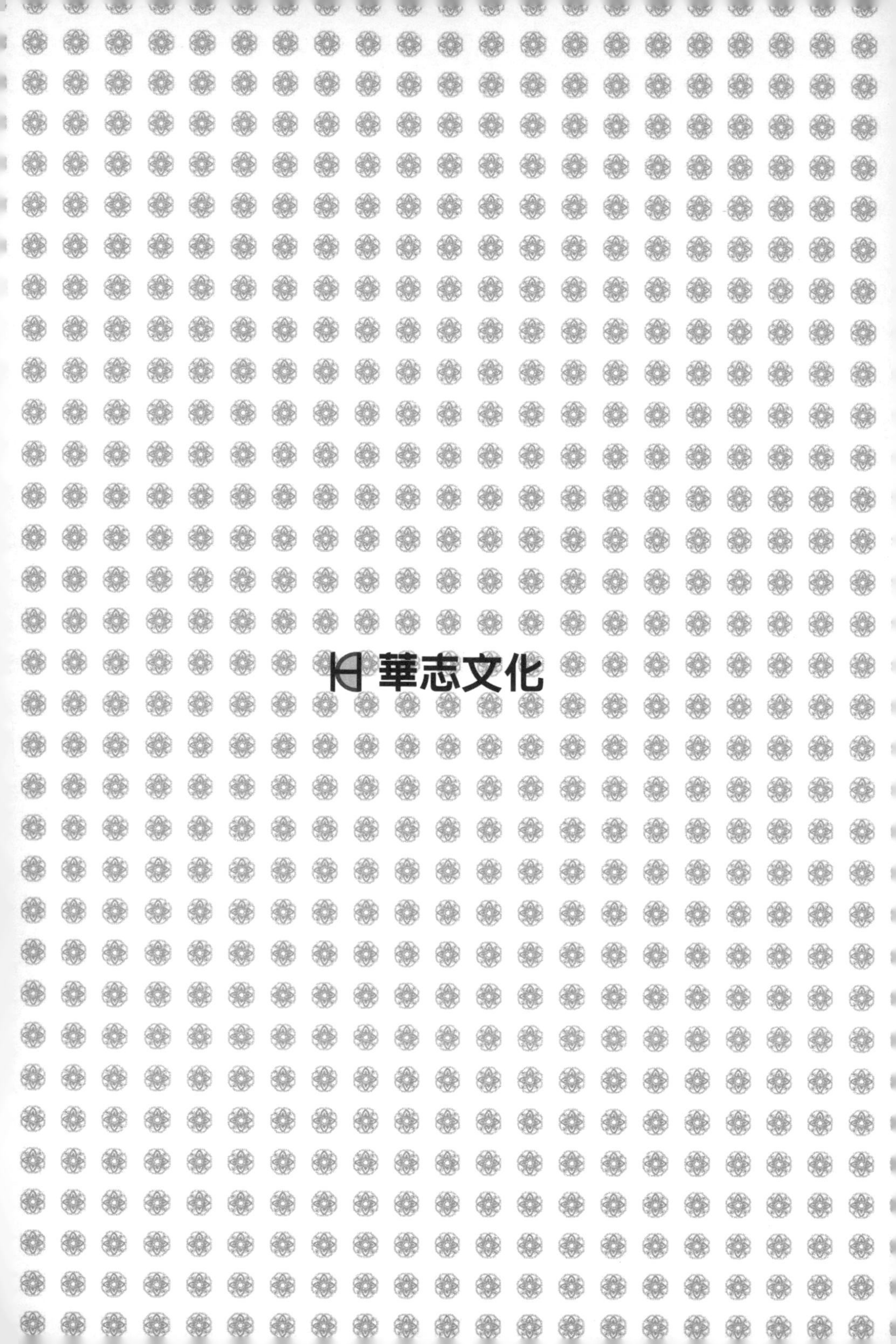
華志文化